STROKE RECOVERY ACTIVITY BOOK

PUZZLES FOR STROKE PATIENTS

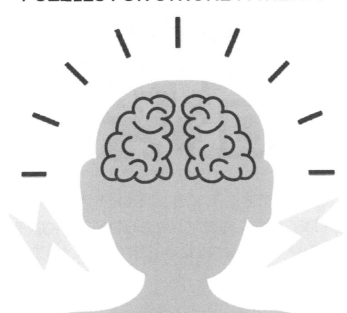

STROKE RECOVERY ACTIVITY BOOK: PUZZLES FOR STROKE PATIENTS: VOLUME 1

Please consider leaving an honest review.
The comments will be used to improve a more recent version or create more books as needed taking into account the input.

WWW.GUARAPRESS.COM/STROKE1

The tips and strategies found within may not be suitable for all situations. This work is being sold with the understanding that neither the author nor the publisher are responsible for the results obtained from the advice in this book.

First Edition: 2021

ISBN 979-8-4746-4712-8

Published by Guara Press
www.guarapress.com

EVADE THE IMPOSTORS 1

Circle all the letter combinations that are identical to the one in the rectangle

bdpq

dqbp   bdqp   dbqp

bdpq   bdpq

bdqp   dqbp   bdqp

dbqp   bdpq   bdpq

bdqp

bdpq   dbqp   dbqp

dbqp   dqbp

bdqp

dqbp   bdpq   dbqp   bdpq

dbqp

bdqp   dbqp   dbqp

dbqp   bdpq   bdpq

bdqp   dqbp   bdqp

bdpq

EVADE THE IMPOSTORS 2

Circle all the letter combinations that are identical to the one in the rectangle

wvmn

wvnm wvmn   wvmn
wvmn   wvnm wvmn
        vwnm vwmn vwmn
wvmn
        wvnm   wvnm
vwnm
        wvnm   wvnm
wvmn   vwmn   wvmn
                        vwnm
vwnm wvnm   vwmn
                wvmn
wvnm
    vwmn vwmn   vwmn
wvmn vwnm   vwnm
        wvnm vwmn   wvmn
vwnm

EVADE THE IMPOSTORS 3

Circle all the letter combinations that are identical to the one in the rectangle

FEMW

FEMW   FEMW

FEWM   EFMW

FEWM   EFMW

EFMW

EFMW   FEMW

FEMW   EFMW

EFWM

EFWM   FEMW

EFMW

EFMW   EFMW

FEWM   EFMW

FEMW   EFMW

EFWM   FEWM

EFMW

FEMW   FEWM   FEMW

EFWM   EFMW   EFWM

FEMW

FEWM   EFMW   FEMW

EVADE THE IMPOSTORS 4

Circle all the letter combinations that are identical to the one in the rectangle

eoqp

eoqp oeqp oepq eoqp

eoqp

oeqp eopq

eopq oepq eoqp oepq

eoqp

oepq oeqp

oeqp eopq eopq eoqp

eoqp

oeqp

eopq oepq

eopq eoqp oepq

oeqp

eoqp eopq

oepq

EVADE THE IMPOSTORS 5

5

Circle all the letter combinations that are identical to the one in the rectangle

QOFECG

QOEFCG

QOFECG QOEFCG

QOFEGC QOEFCG

QOEFCG QOFECG

QOEFCG

QOFECG QOFEGC

QOFEGC QOFECG

QOFECG QOFEGC QOEFCG

QOFECG

QOEFCG QOFEGC QOEFCG

QOFECG

QOFEGC QOFECG

QOFEGC QOEFCG

QOFECG

QOEFCG QOFECG

QOFEGC

EVADE THE IMPOSTORS 6

Circle all the letter combinations that are identical to the one in the rectangle

eodbqp

oebdqp

oedbqp

eobdqp

eodbqp

eodbqp

oedbqp

oebdqp

eodbqp

oedbqp

eobdqp

eodbqp

oebdqp

oedbqp

oebdqp

eobdqp

eodbqp

eodbqp

oedbqp

oedbqp

oedbqp

eobdqp

eodbqp

eodbqp

oedbqp

eodbqp

oedbqp

oebdqp

eobdqp

eodbqp

eobdqp

Circle all the letter combinations that are identical to the one in the rectangle

```
db
```

pb   qb   pb   qb   pb

db   bp   db

bd   bq

bd

pb   pb   pb

bq   bd

bq   db   bq   bd   db

bp   bq   bp

qb   bd   pb   qb   bq

bd

bd   bq   db

bq   qb   pb   pb

bq   bp   db

qb   bd   qb   bp

bd   pb

bp   db   qb   bp   db   bq

bq   db   qb   bq   bp   pb

bp   bd   db

pb   qb   bq   pb

Circle all the letter combinations that are identical to the one in the rectangle

co

co   ce   oe   ce   oc   ce   co

ce   oc   oc   oc

oe   oe   ce   co   oe   oe

ce   oe

co   oc   oe   oc   oe   oc

ce   oe   ce   ce

oe   co   oc   co

oc   ce   ce

oc   oe   oc   oe

oe   oc   oc

co   ce   oc   oe

ce   ce   ce   oc

oc   oe   co   oe   oe

ce   co

oc   oc   oc

ce   co   oe   ce   ce

TRACE THE LETTERS

AA BB CC DD EE

FF GG HH II JJ KK

LL MM NN OO PP

QQ RR SS TT UU

VV WW XX YY ZZ

TRACE THE LETTERS

aa bb cc dd ee

ff gg hh ii jj kk

ll mm nn oo pp

qq rr ss tt uu

vv ww xx yy zz

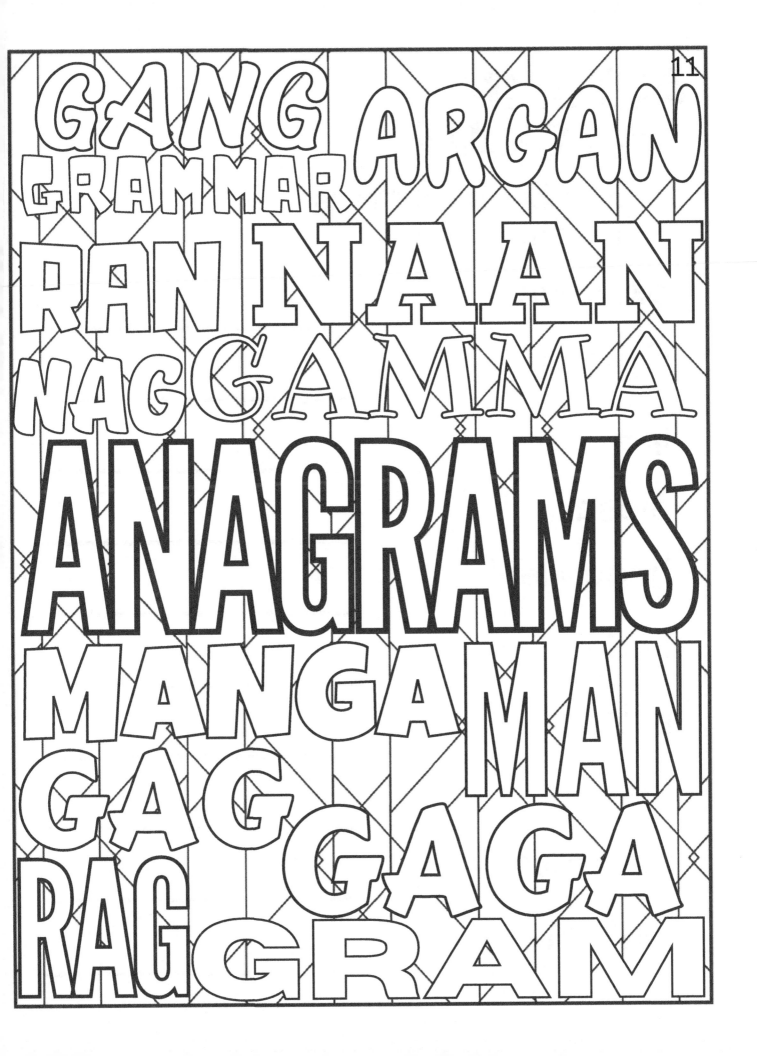

AUTUMN ANAGRAM

Unscramble the letters
to find the words

pkiupmn

_____

faetvlsi

_____

ipe

_____

elesav

_____

heaowlenl

_____

rcdei

_____

pslepa

_____

lafl

_____

ceotmssu

_____

ienfrob

_____

TOOLS IN THE HOUSE ANAGRAM

Unscramble the letters
to find the words

llird

_____

mharem

_____

kenfi

_____

draled

_____

lurre

_____

iossrcss

_____

ewvrcsdrier

_____

lehsvo

_____

loost

_____

wnhrce

_____

INSIDE THE CLOSET ANAGRAM

Unscramble the letters to find the words

lteb

_____

asjne

_____

asajpma

_____

stnpa

_____

ohses

_____

rhosts

_____

oskcs

_____

wasteer

_____

tsrhi

_____

darernuew

_____

FRUITS ANAGRAM

Unscramble the letters
to find the words

lpaep

_____

corpati

_____

annaab

_____

reybr

_____

cryher

_____

cceumbur

_____

pager

_____

iwik

_____

molen

_____

omang

_____

MODES OF TRANSPORTATION ANAGRAM¹⁶

Unscramble the letters
to find the words

peianlra

_____

byicecl

_____

toab

_____

bsu

_____

rac

_____

loiphteerc

_____

rlmoctoyec

_____

antir

_____

utcrk

_____

avn

_____

VEGETABLES ANAGRAM

Unscramble the letters
to find the words

pinupkm

_____

tceelut

_____

sshuqa

_____

pasichn

_____

rbcicool

_____

bebagca

_____

ggeltpan

_____

zichiucn

_____

crylee

_____

ceumburc

_____

INFRASTRUCTURE ANAGRAM	IN THE BATHROOM ANAGRAM 18
Unscramble the letters to find the words	Unscramble the letters to find the words
1. arrpoit	1. htuabbt
2. bkan	2. tbcuek
3. sthapilo	3. ctainbe
4. trop	4. rrrmio
5. fcoife	5. hrwoes
6. ardo	6. insk
7. wiaalry	7. tetoli
8. bgeird	8. sapo
9. unenlt	9. owetl
10. swree	10. ahetstopto
11. oolcsh	11. oobtrhtuhs

Word Box

bridge bank airport

tunnel sewer railway

school road port

office hospital

Word Box

bucket mirror shower
toothpaste
toothbrush soap toilet
towel bathtub
cabinet sink

IN THE HOUSE ANAGRAM

Unscramble the letters to find the words

1. sdek

2. rernipt

3. trash nca

4. romirr

5. efmar

6. ormdtoa

7. ilqtu

8. rallembu

9. oafs

10. yihncme

11. ntpdsua

12. inor

13. iahrc

14. nfa

15. rood

16. ilevwaerrs

17. edb

18. edryr

19. urcantis

20. elancd

21. obrmo

22. pmo

23. adylrun

24. skbtea

25. asrsit

26. spna

27. futace

28. einitosevl

29. pertciu fmrae

Word Box

picture frame~laundry~sofa~dustpan~chair~
chimney~basket~iron~frame~desk~broom~
stairs~silverware~door~printer~curtains~
dryer~trash can~candle~doormat~television
umbrella~pans~mirror~quilt~fan~bed~faucet~
mop

TRAVELING ANAGRAM

Unscramble the letters to find the words

1. eggugal

2. kpicnga

3. paitorr

4. lveatr

5. nusersnce

6. osprastp

7. erotrs

8. ltohe

9. itortsu

10. msocsut

11. adro ptir

12. iegplsen agb

13. pam

14. acmrea

15. inikhg

16. nntniga

17. nmmiiwgs

18. hgonipps

19. tanvaoic

20. ylidhoa

21. ietacsus

22. rltoaxeani

23. urot

24. tiyanreir

Word Box

map~road trip~suitcase~airport~luggage~
itinerary~tanning~hotel~
camera~shopping~hiking~packing~
vacation~tour~sunscreen~customs~
sleeping bag~travel~swimming~relaxation~
holiday~resort~passport~tourist

WINTER ANAGRAM

Draw a line from each scrambled word to the unscrambled word.

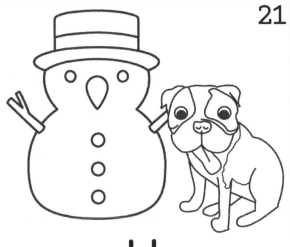

lcdo	cold
arclgoin	winter
onnmaws	snowball
goilo	sledding
wsno	snowflake
wnlalbos	skating
kisgant	caroling
leidgsnd	igloo
tnrwie	snowman
selfonawk	snow

IN THE KITCHEN ANAGRAM

Draw a line from each scrambled word to the unscrambled word.

incah	cabinet
rferzee	china
swirshdhea	cupboard
rgeifd	dish
ihsd	dishwasher
buradopc	freezer
ctinbae	fridge
posa	microwave
skin	sink
oriwmceva	soap

IN A STORE ANAGRAM

Draw a line from each scrambled word to the unscrambled word.

laeis   checkout

sgba   basket

tbeaks   bags

heracis   receipt

hocetuck   aisle

retipec   cashier

geserrti   cart

sshveel   signs

ratc   register

nisgs   shelves

IN GRAMMAR ANAGRAM

Draw a line from each scrambled word to the unscrambled word.

cormany	antonym
adejvetci	noun
ytnmoan	acronym
poropetinis	sentence
onnu	adjective
escnteen	preposition
nellpsig	synonym
nymnyos	spelling
ebvr	adverb
rdevab	verb

IN A RESTAURANT ANAGRAM

Draw a line from each scrambled word to the unscrambled word.

dofo	chef
tinheck	manager
gamaner	order
redor	kitchen
pelta	server
aseeivrnort	table
rerevs	plate
belta	reservation
wearit	food
fech	waiter

TRAFFIC & DRIVING ANAGRAM

Draw a line from each scrambled word to the unscrambled word.

craftfi	speed
seedp	parking
ghiyhaw	intersection
aeln	traffic
kigparn	lane
intniotsceer	pedestrian
skalsrowc	route
iepasntdre	highway
oture	street
rettes	crosswalk

CRYPTOGRAMS

A	B	C	D	E	F	G	H	I	J	K	L	M
μ	♪	⌐	₿	✿	♪	~	⚡	↔	⊗	∠	⊢⊣	∄

N	O	P	Q	R	S	T	U	V	W	X	Y	Z
▽	Θ	δ	ω	↳	∞	▣	◕	◰	△	✳	↺	◓

1.

~ Θ Θ ₿   ▣ ⚡ ↔ ▽ ~ ∞
(GOOD THINGS)

△ ↔ ⊢⊣ ⊢⊣   ⚡ μ δ δ ✿ ▽
(WILL HAPPEN)

· ·

2.

♪ μ ⊢⊣ ⊢⊣   ₿ Θ △ ▽
(FALL DOWN)

∞ ✿ ◰ ✿ ▽   ▣ ↔ ∄ ✿ ∞ ,
(SEVEN TIMES,)

∞ ▣ μ ▽ ₿   ◕ δ   ✿ ↔ ~ ⚡ ▣
(STAND UP EIGHT)

CRYPTOGRAMS

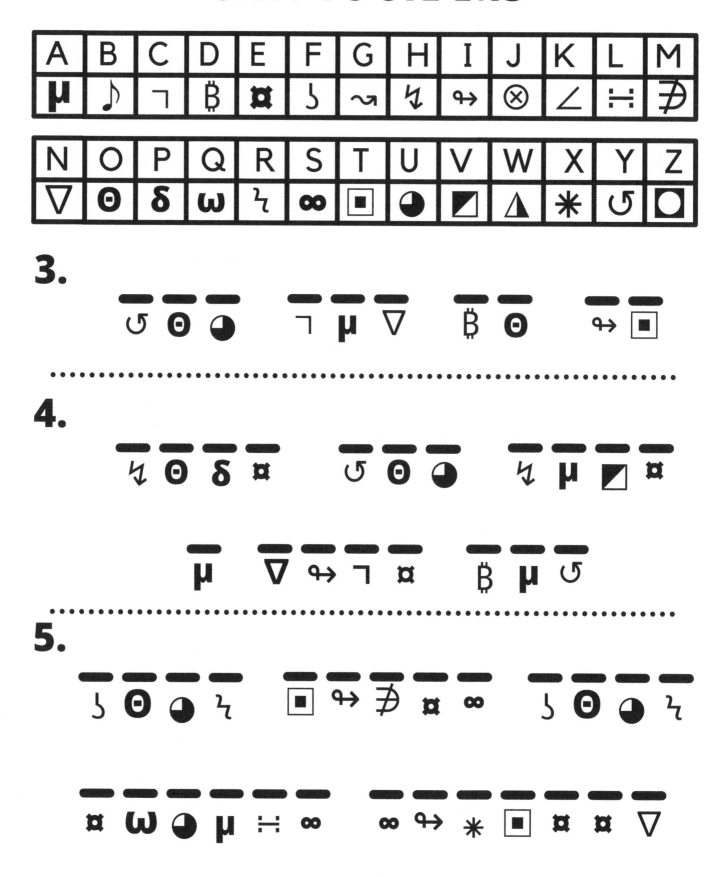

CRYPTOGRAMS

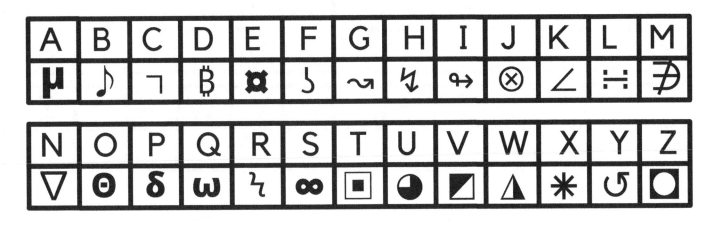

A	B	C	D	E	F	G	H	I	J	K	L	M
μ	♪	⌐	Ƀ	¤	♪	~	⚡	↦	⊗	∠	⊨	Ð

N	O	P	Q	R	S	T	U	V	W	X	Y	Z
∇	Θ	δ	ω	ʔ	∞	▣	◕	◨	△	✳	↺	◉

6.

SHOWERS SPARK

CREATIVITY

. . . .

7.

SHARKS EXISTED

BEFORE TREES

CRYPTOGRAMS

A	B	C	D	E	F	G	H	I	J	K	L	M
⊕				↗				∢				⊦

N	O	P	Q	R	S	T	U	V	W	X	Y	Z
ℇ			₽				↩	■				

8.

ɣ ◑ ↗ ℇ ɣ ⊘   ⊦ ∢ ℇ ↩ 3

3 ↗ ■ ↗ ℇ   ↗ ₽ ↩ ⊕ ⋈ 3

ɣ ∝ ∢ $ ɣ ↗ ↗ ℇ

A	B	C	D	E	F	G	H	I	J	K	L	M
▥				↯				↗				

N	O	P	Q	R	S	T	U	V	W	X	Y	Z
	₽				↻		↩					

9.

3 ↱ ₽   ◕ ⋈ ↩ ↻   ▣ ₽ ↩ ⊕

↯ ↕ ↩ ▥ ⋈ ↻   ↻ ↗ ■

WORD WHEEL ANAGRAM 1

You have to use the letter inside the square to form all words.

Letters can be used multiple times to make a word.

You don't have to use all letters to make words.

The word has to have at least 3 letters.

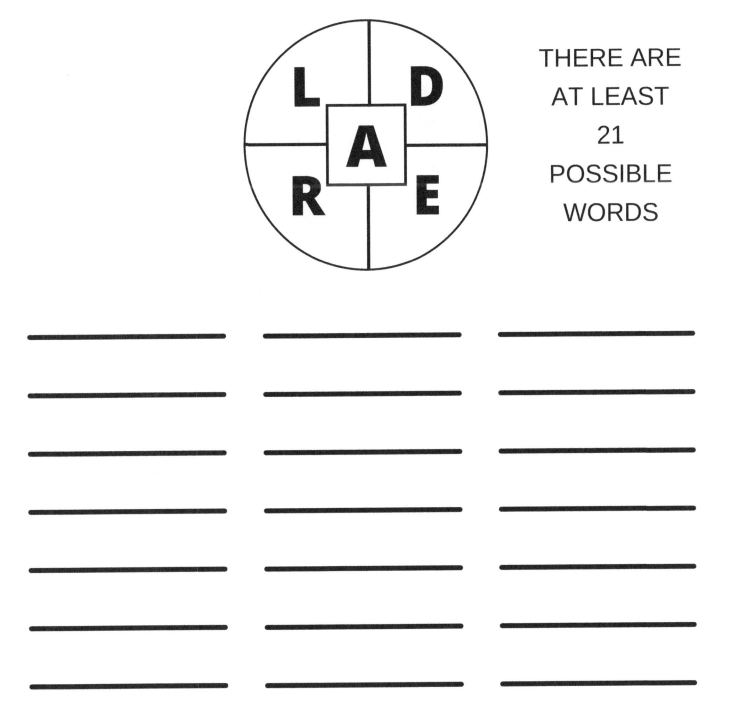

THERE ARE AT LEAST 21 POSSIBLE WORDS

You have to use the letter inside the square to form all words.

Letters can be used multiple times to make a word.

You don't have to use all letters to make words.

The word has to have at least 3 letters.

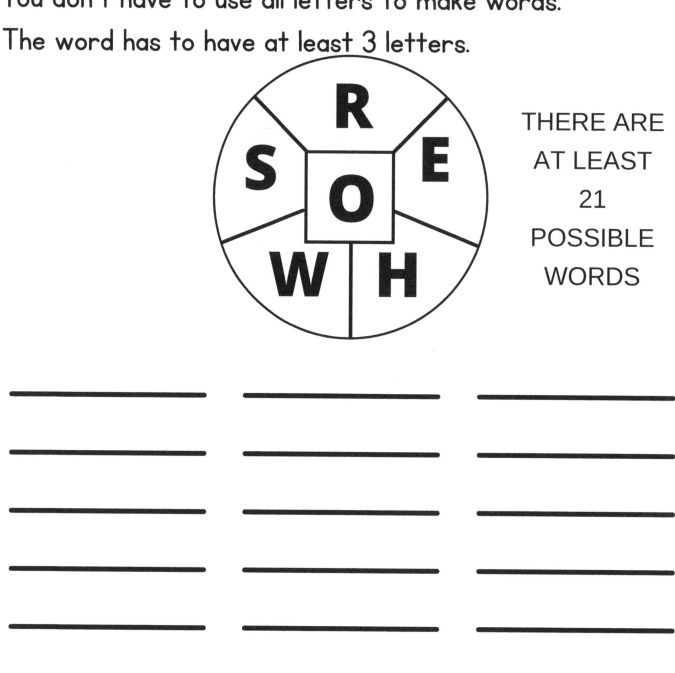

THERE ARE
AT LEAST
21
POSSIBLE
WORDS

WORD WHEEL ANAGRAM 3

You have to use the letter inside the square to form all words.

Letters can be used multiple times to make a word.

You don't have to use all letters to make words.

The word has to have at least 3 letters.

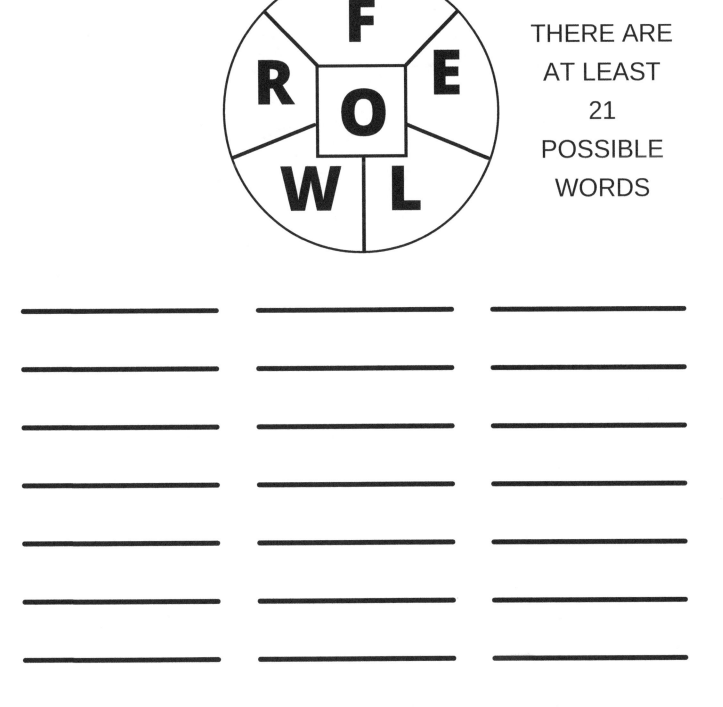

THERE ARE
AT LEAST
21
POSSIBLE
WORDS

WORD WHEEL ANAGRAM 4

You have to use the letter inside the square to form all words.

Letters can be used multiple times to make a word.

You don't have to use all letters to make words.

The word has to have at least 3 letters.

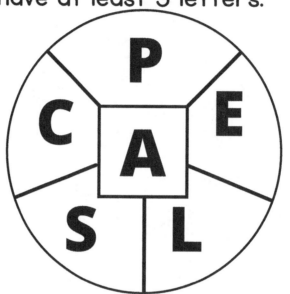

THERE ARE
AT LEAST
21
POSSIBLE
WORDS

_____   _____   _____

_____   _____   _____

_____   _____   _____

_____   _____   _____

_____   _____   _____

_____   _____   _____

_____   _____   _____

WORD WHEEL ANAGRAM 5

You have to use the letter inside the square to form all words.

Letters can be used multiple times to make a word.

You don't have to use all letters to make words.

The word has to have at least 3 letters.

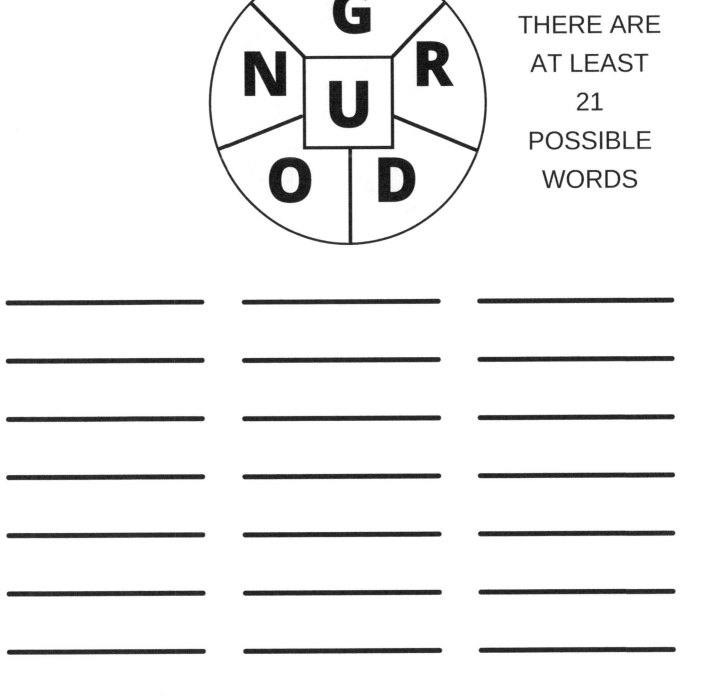

THERE ARE AT LEAST 21 POSSIBLE WORDS

WORD WHEEL ANAGRAM 6

You have to use the letter inside the square to form all words.

Letters can be used multiple times to make a word.

You don't have to use all letters to make words.

The word has to have at least 3 letters.

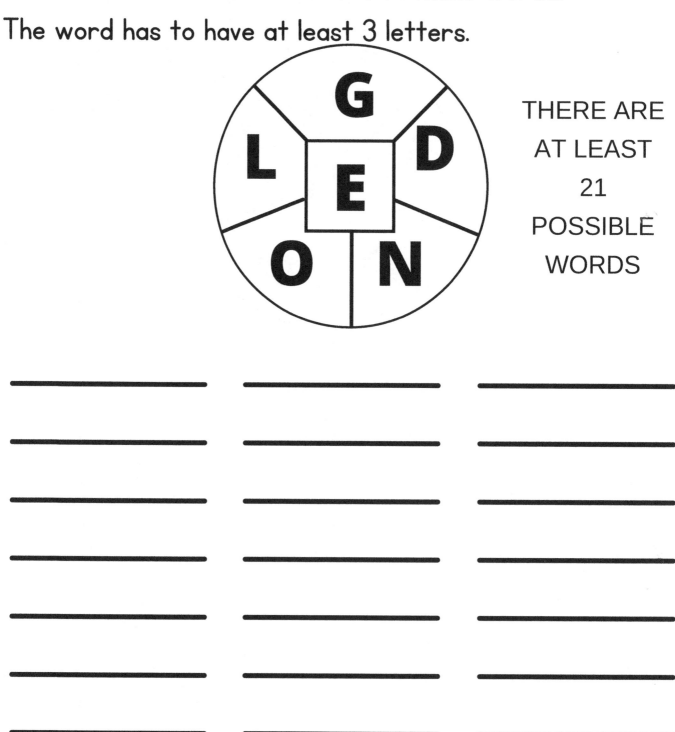

THERE ARE
AT LEAST
21
POSSIBLE
WORDS

WORD WHEEL ANAGRAM 11

You have to use the letter inside the square to form all words.

Letters can be used multiple times to make a word.

You don't have to use all letters to make words.

The word has to have at least 3 letters.

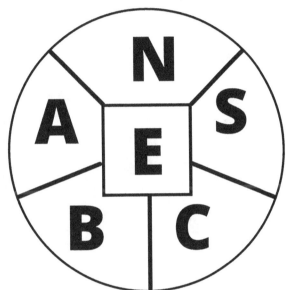

THERE ARE AT LEAST 21 POSSIBLE WORDS

Beans

Bees

Bane

Cane

Sane

WORD WHEEL ANAGRAM 12

You have to use the letter inside the square to form all words.

Letters can be used multiple times to make a word.

You don't have to use all letters to make words.

The word has to have at least 3 letters.

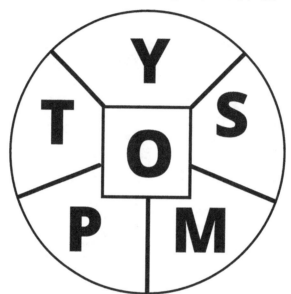

THERE ARE
AT LEAST
21
POSSIBLE
WORDS

1 TO 100

Write down the missing numbers.

1		3		5		7		9	
	12		14				18		20
21					26			29	
		33				37			
				45			48		50
51			54			57		59	
		63			66				70
	72			75			78		
		83						89	
91									100

Practice Your Name

My full name is

_____

- -

_____

- -

_____

My first name is

_____

- -

_____

Mi second name is

_____

- -

_____

Mi last name is

_____

- -

_____

Write your full name

_____

- -

_____

- -

_____

How many letters are in your name?_____

How many letters are in your last name?_____

QUESTIONS

I am how many years old?

My birthday is when?

I live in which town?

My spouse's name is?

My children's names are?

Where do my children live?

My grandchildren's names are?

FAMILY TREE
Create your family tree

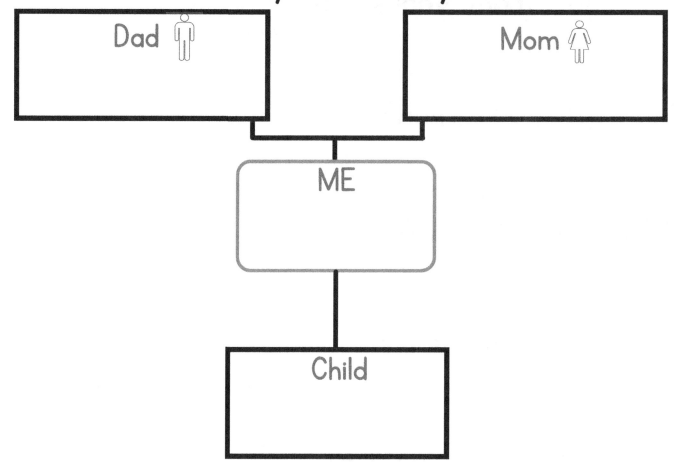

Dad 🚹

Mom 🚺

ME

Child

MY FAVORITES

Favorite food?

Favorite color?

Favorite dessert?

Favorite ice cream?

Favorite snack?

Favorite for breakfast?

Favorite for lunch?

Favorite for dinner?

Favorite store?

Favorite place?

Favorite restaurant?

Favorite activity?

Favorite season?

Favorite game?

Favorite sport?

Favorite team?

Favorite subject?

Favorite thing to do on the weekends?

Finish the sentence with your preference

apples	oranges

I prefer

carrots	broccoli

I prefer

coffee	tea

I prefer

juice	water

I prefer

Finish the sentence with your preference

dogs	cats

I like _____ better

pancakes	waffles

I like _____

a pen	a pencil

I favor _____

showers	baths

I prefer _____

Finish the sentence with your preference

| a bar of soap | shower gel |

I favor

| muffins | cupcakes |

I like

| winter | summer |

I favor

| day | night |

I prefer

VISUAL DISCRIMINATION

Visual discrimination is a visual perception skill that allows you to detect differences in order to classify objects, symbols, or shapes. Visual perception is often affected by strokes.

COPY THE WINGS

Copy the shapes in the left wing to the right wing.

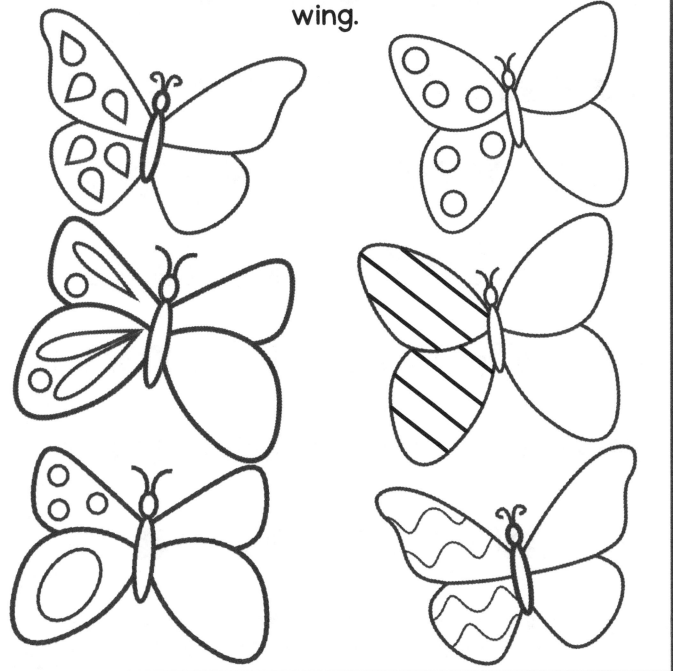

VISUAL DISCRIMINATION 1

How fast can you find and circle the letter "v"? Count the amount of times it appears in each line and record it in the square beside it.

VWWVVWVWVWVV

VVWVVWVWWVVWV

VXVWVVXXVVWWVV

XXVVVXVXVVXVVXVV

mvmvvvmvvmvvvv

vnnvvnvvnvvnvv

WVWWVWVVWVWWVV

nnmvnvvnvvnvvmvv

vmvvvmvmvvmvvvv

VISUAL DISCRIMINATION 2 53

How fast can you find and circle the letter "p"? Count the amount of times it appears in each line and record it in the square beside it.

dppbpdbpdbpdbdpb

pbpbpbbbppbbbpbb

pbpbdbdpbdbpdbdb

poopoppbddodppbp

qqpqpqpppqpppqpqp

pqpqpqpqpqqqqppp

ppqqpqpqpqpqppqpq

ppqpqpqpqpqpqppq

ppbpbpbpbpbpbpdbpp

VISUAL DISCRIMINATION 3 54

How fast can you find and circle the letter "o"? Count the amount of times it appears in each line and record it in the square beside it.

oOooOoOOOoooOooo ☐

poopoopoppoopoo ☐

qoqpoqpoqpopqopq ☐

bopbobpoopboopoo ☐

ooOOoOooOoooOooO ☐

ooopopqpoopopopoqo ☐

boooboboobobbbobo ☐

qooqooqoqoqooooqo ☐

ooppopopoooopopopo ☐

VISUAL DISCRIMINATION 4 55

How fast can you find and circle the letter "n"? Count the amount of times it appears in each line and record it in the square beside it.

nmnnmnmnmnmnmn ☐

nmnnnnmnnnmnm ☐

mnmnnmnnmnnnm ☐

nnnnmnmnmnmnm ☐

nmnmnmnmnmnmn ☐

nmmmnnmnnmmnn ☐

nnmnmnmnnmnmn ☐

nmmnmnmnnnmnm ☐

nmnmnmnmnmnnn ☐

VISUAL DISCRIMINATION 5

How fast can you find and circle the letter "e"? Count the amount of times it appears in each line and record it in the square beside it.

oeoeoeeoooeoeooo

eeoeoeeoeooeeeoe

eoeeoeooeoeeeeoeo

eeoecoececececeoc

ceeeceececececeec

ececeececececece

eeceececeeececeec

eececeeececeecece

eoeoeoeoeeeeoooeo

VISUAL DISCRIMINATION 6

How fast can you find and circle the letter "c"? Count the amount of times it appears in each line and record it in the square beside it.

coeccoceoocccoecc ☐

coeceocceecccceoec ☐

ceocceocccoeceoce ☐

ceccecccececececccc ☐

ccececeececececeocc ☐

ccececececceeccceccec ☐

cocoecececececcceccec ☐

ccecocececcoccceccce ☐

cececeeccececeocccee ☐

VISUAL DISCRIMINATION 7

58

Copy the shapes in the left wing to the right wing.
You can also color the butterflies when you are done.

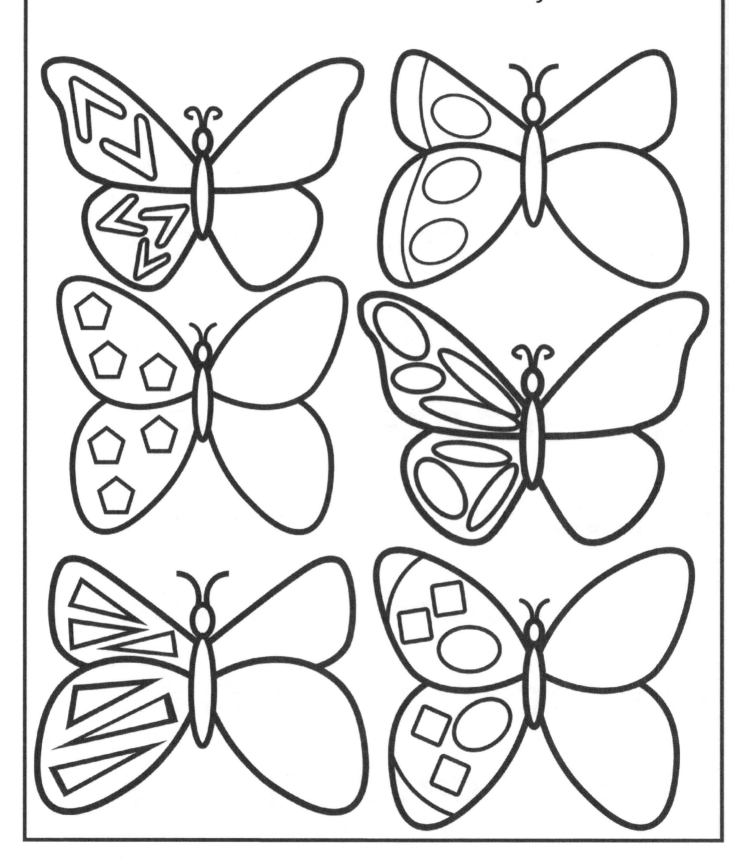

VISUAL DISCRIMINATION 8

Draw the correct time on the clocks to match the time below.

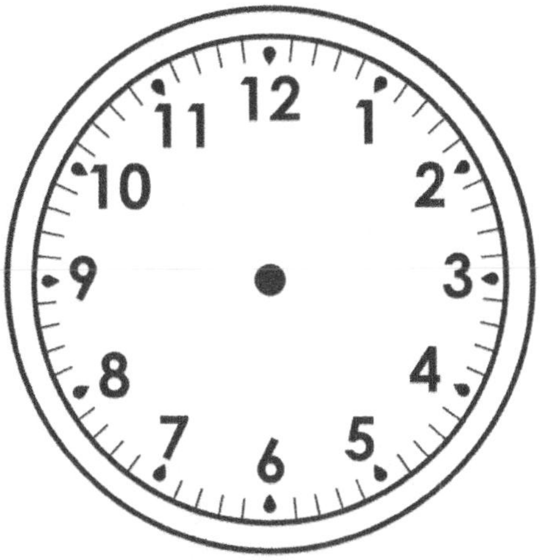

3:33

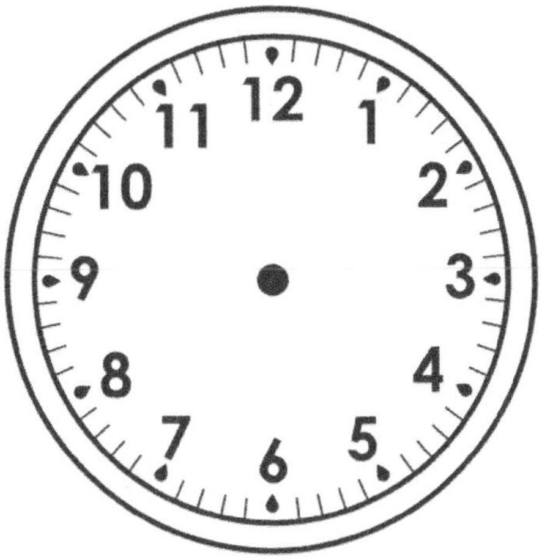

6:45

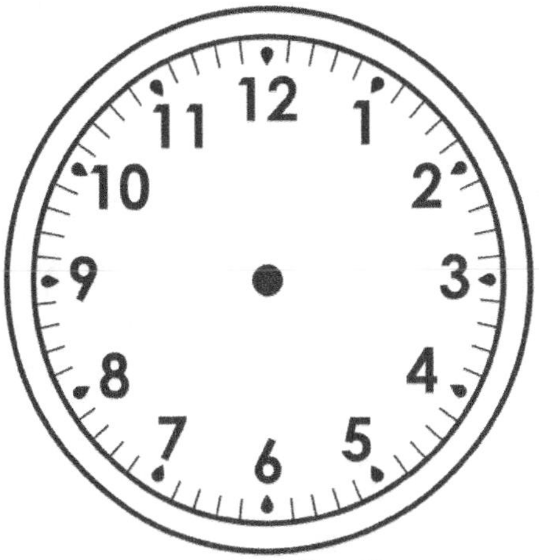

12:22

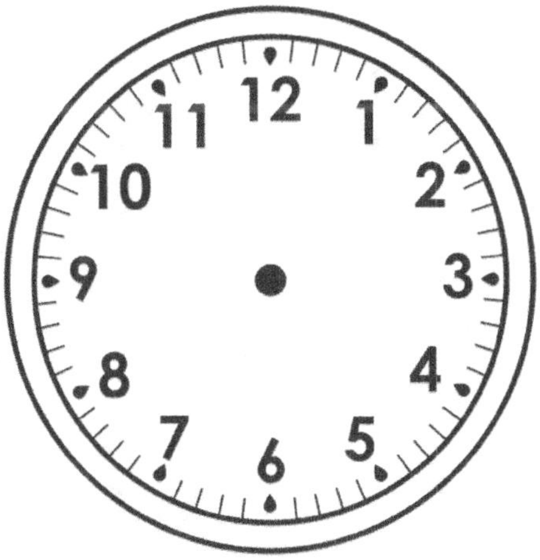

1:11

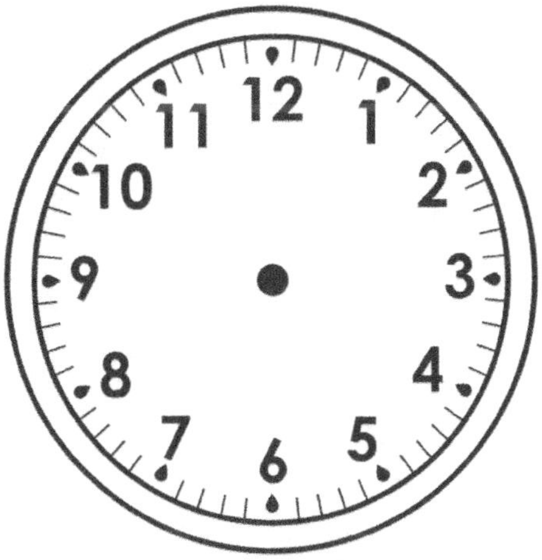

5:00

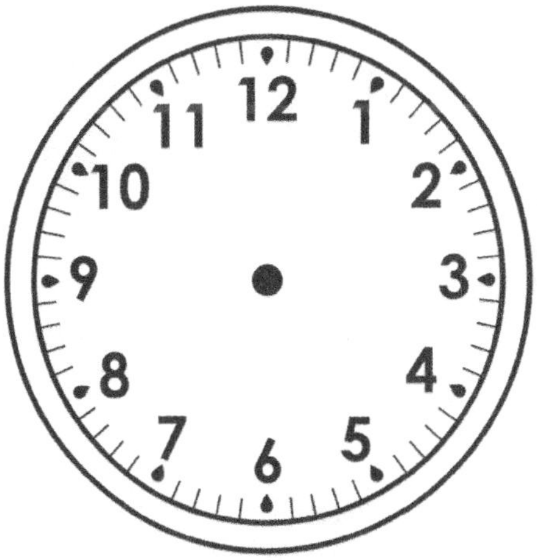

9:09

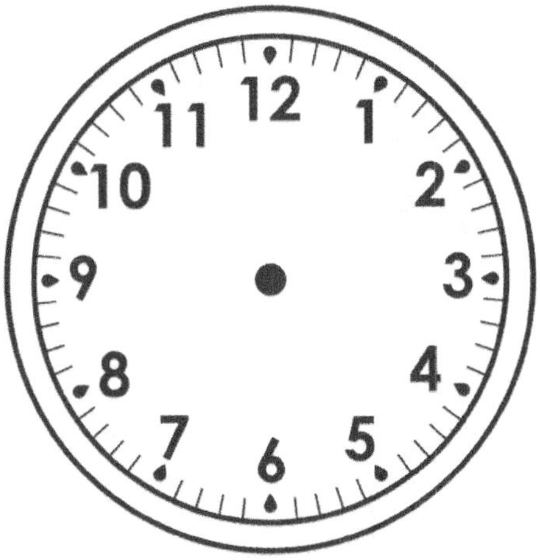

2:27

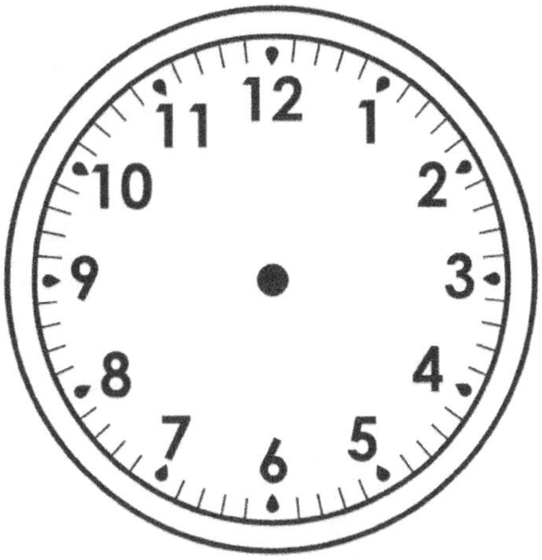

8:55

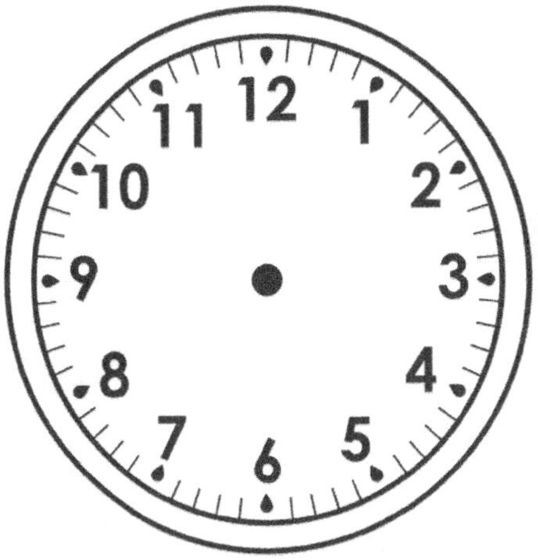

11:40

VISUAL DISCRIMINATION 9

60

Fill out the missing part of each number

1 9 2 5 3 1
6 8 4 2 0 5
3 6 2 7 6 8
8 9 3 6 2 4
6 5 7 1 7 5
2 3 1 8 6 0
7 6 3 2 9 1
0 5 3 4 2 7

VISUAL DISCRIMINATION 10

Fill out the missing part of each letter.

A B C D E

F G H I J K

L M N O P

Q R S T U

V W X Y Z

FIND THE DIFFERENCE 1

Compared to the shape in the left, color the shapes that are the same.

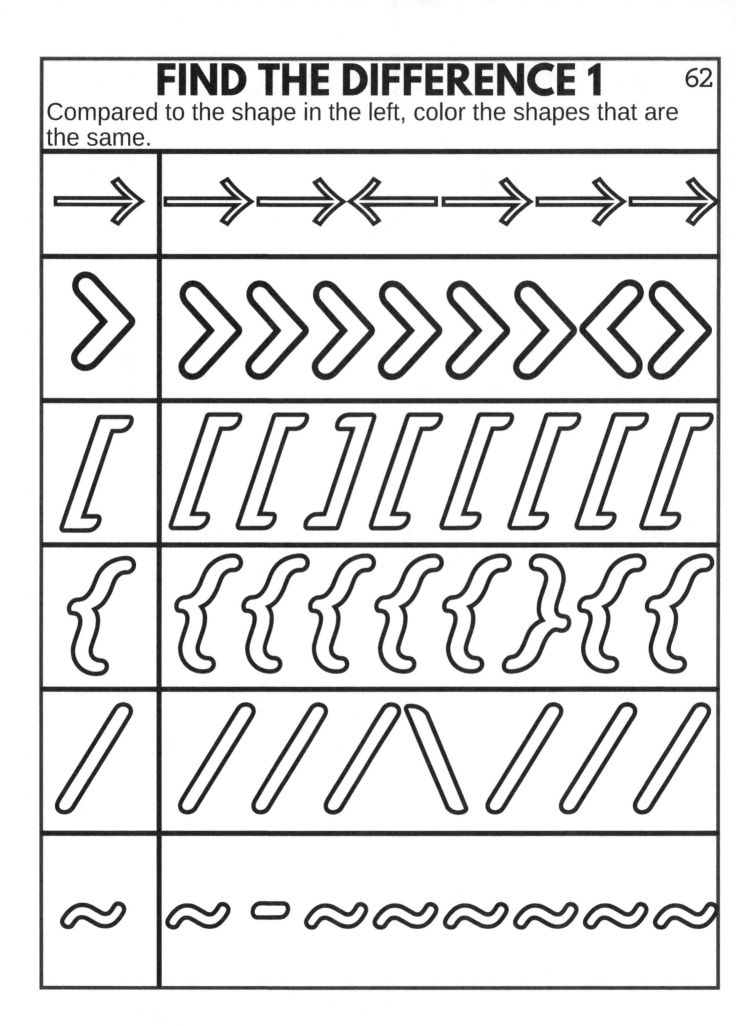

FIND THE DIFFERENCE 2

Compared to the shape in the left, color the shapes that are the same

FIND THE DIFFERENCE 3

Compared to the shape in the left, color the shapes that are the same

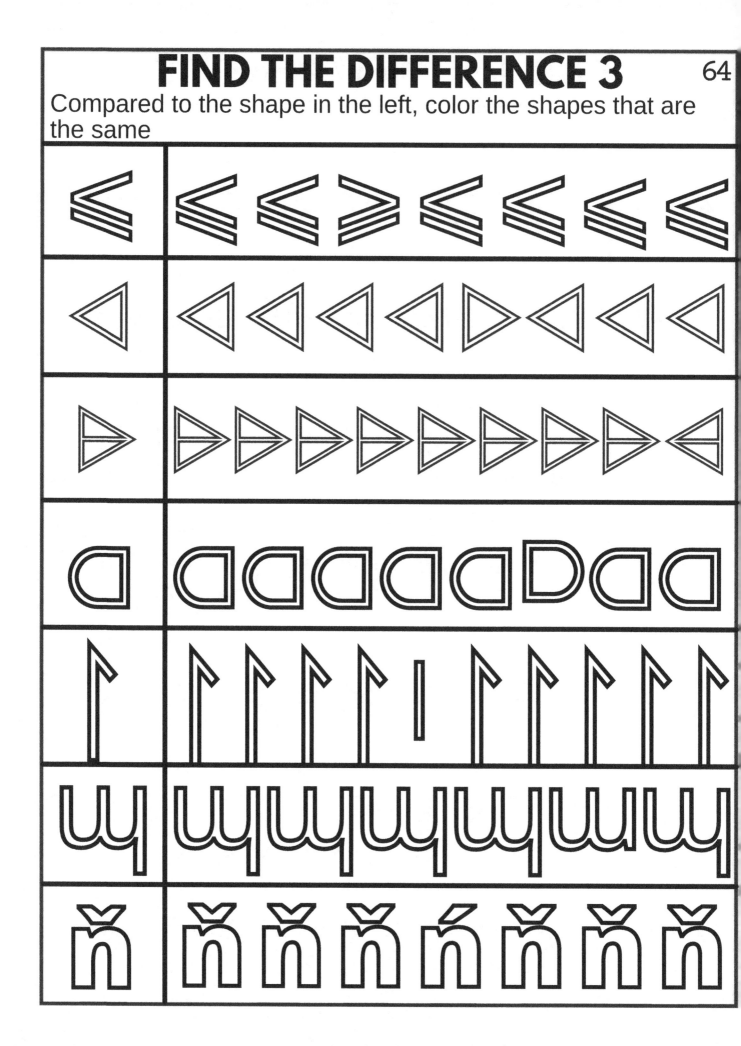

FIND THE DIFFERENCE 4

Compared to the shape in the left, color the shapes that are the same

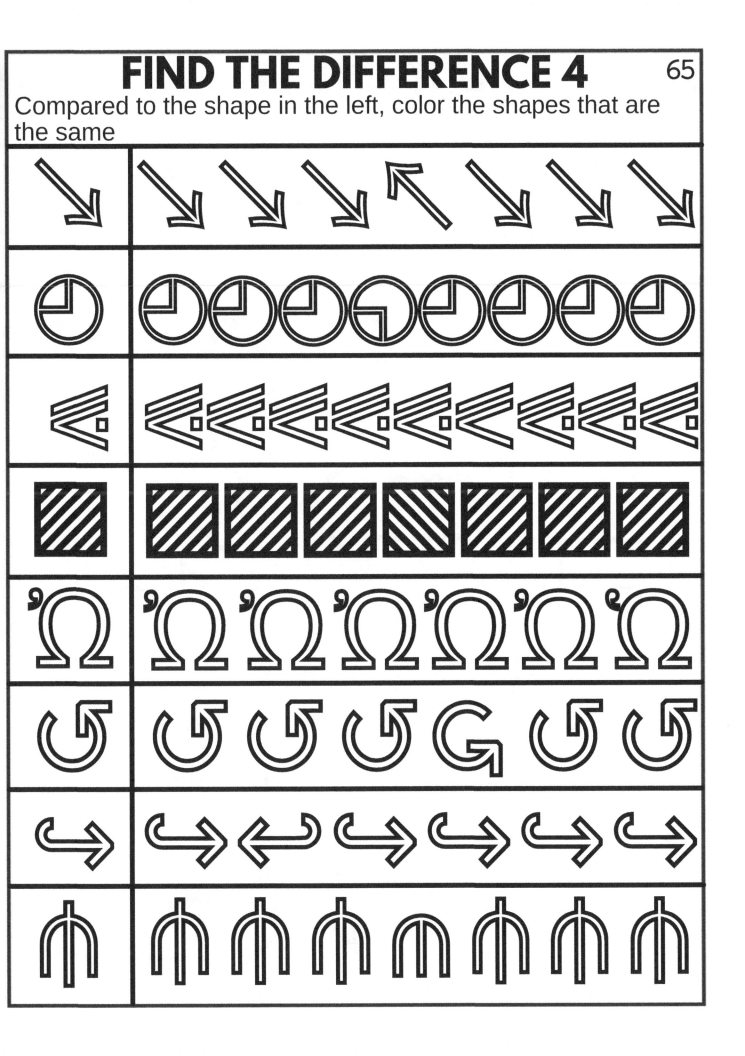

RIGHT AND LEFT 1
Color or circle the right-facing arrows only.

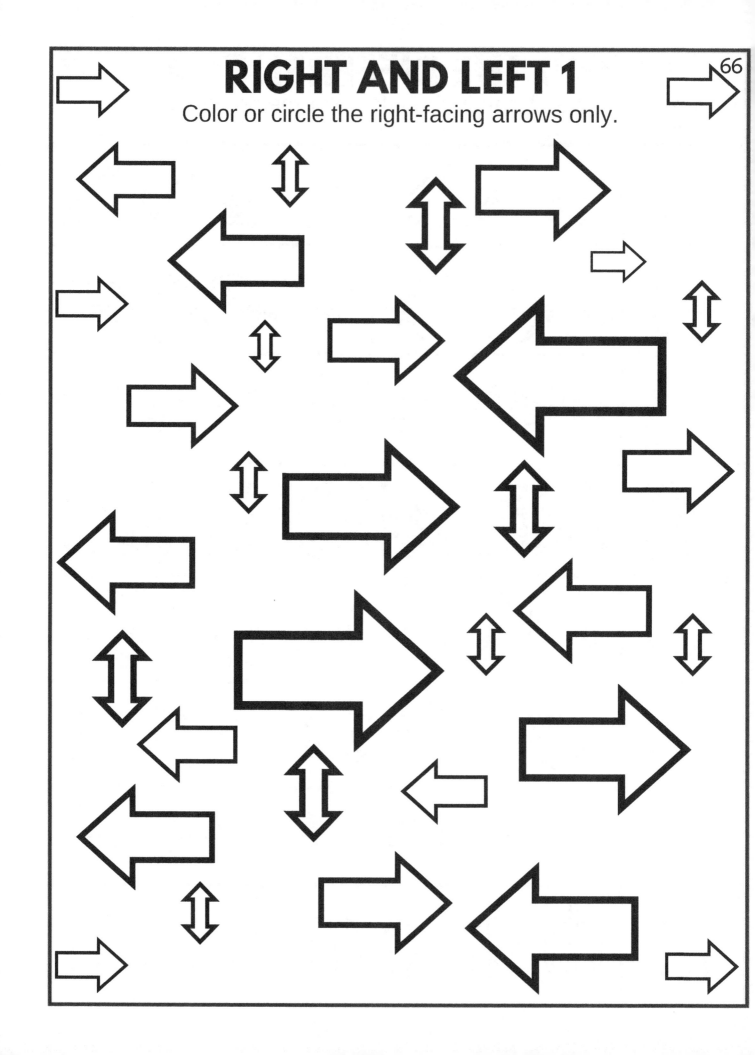

RIGHT AND LEFT 2

Color or circle the left-facing arrows only.

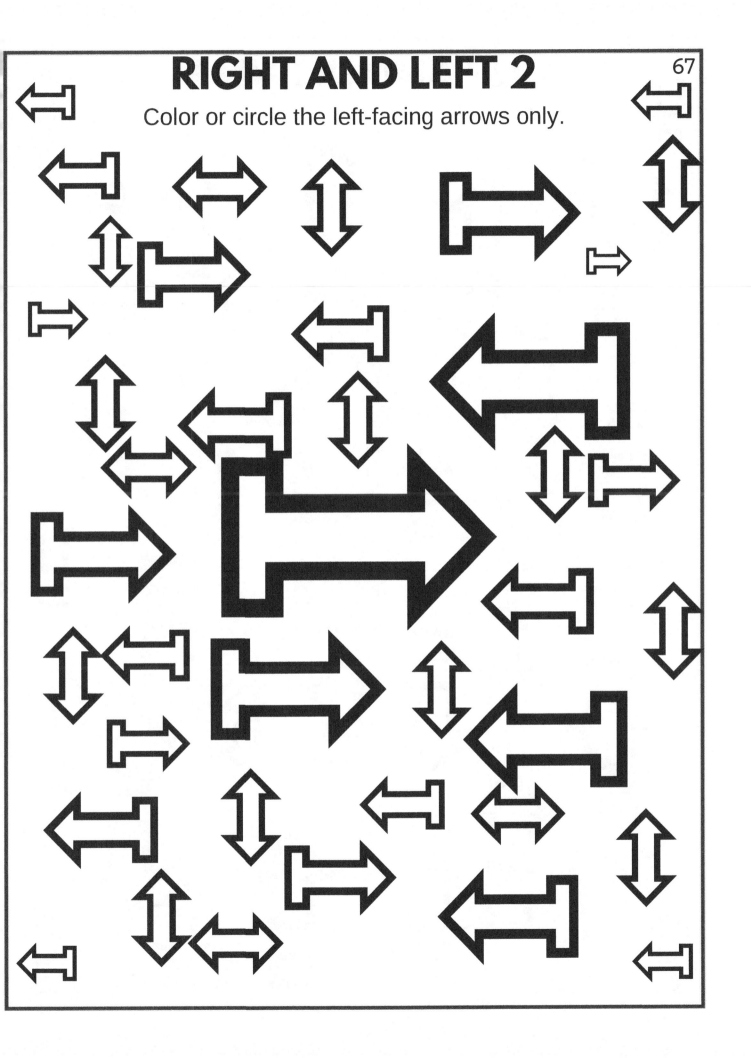

UP AND DOWN 1

Color or circle the up-facing arrows only.

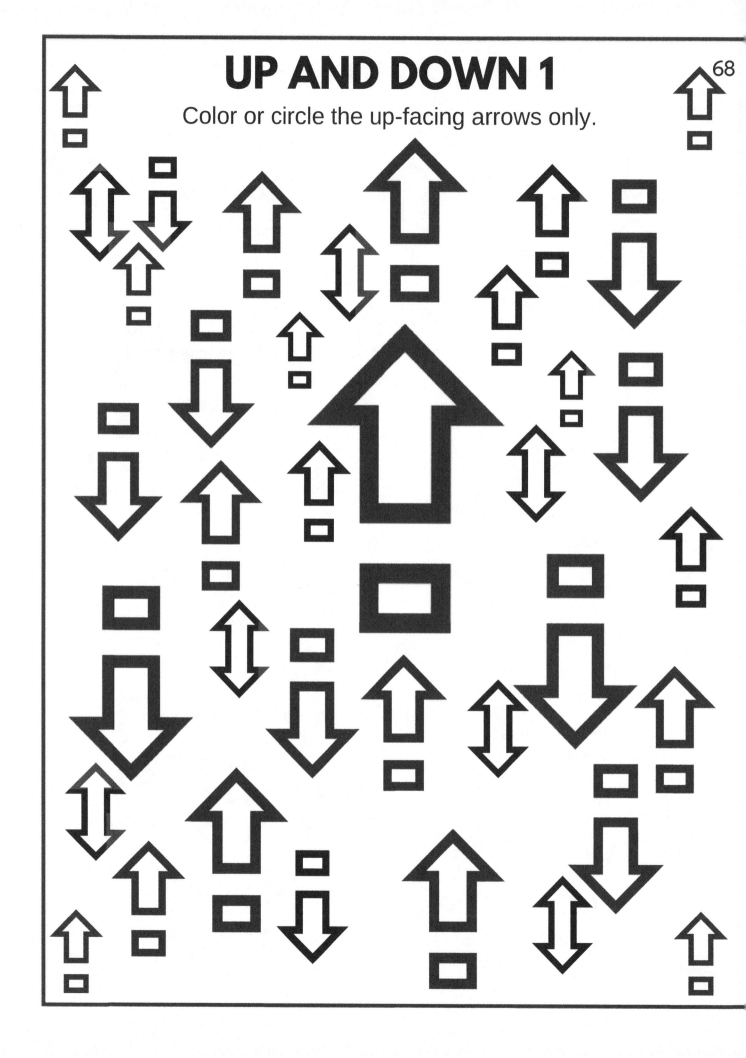

UP AND DOWN 2
Color or circle the down-facing arrows only.

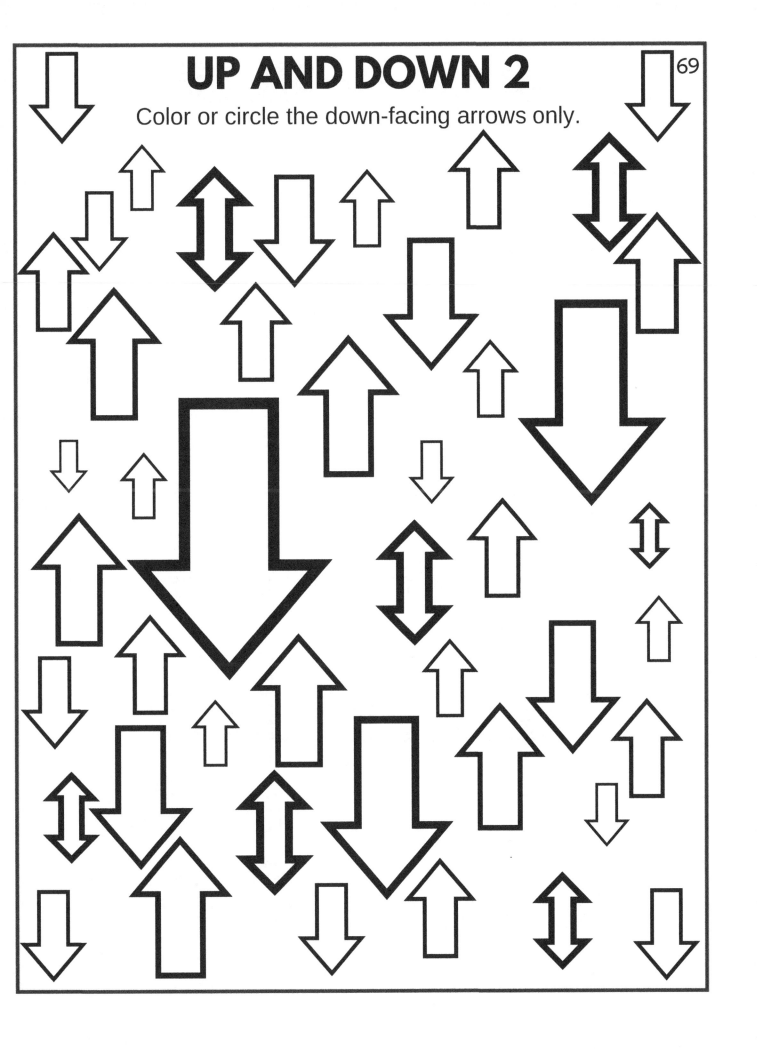

KINDS OF SHOES

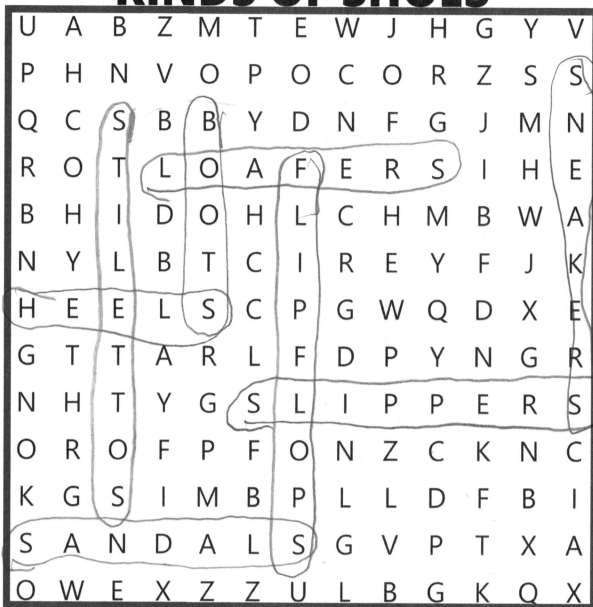

U A B Z M T E W J H G Y V
P H N V O P O C O R Z S S
Q C S B B Y D N F G J M N
R O T L O A F E R S I H E
B H I D O H L C H M B W A
N Y L B T C I R E Y F J K
H E E L S C P G W Q D X E
G T T A R L F D P Y N G R
N H T Y G S L I P P E R S
O R O F P F O N Z C K N C
K G S I M B P L L D F B I
S A N D A L S G V P T X A
O W E X Z Z U L B G K Q X

KEYWORD BANK

BOOTS   SANDALS
FLIP FLOPS   SLIPPERS
HEELS   SNEAKERS
LOAFERS   STILETTOS

HOBBIES

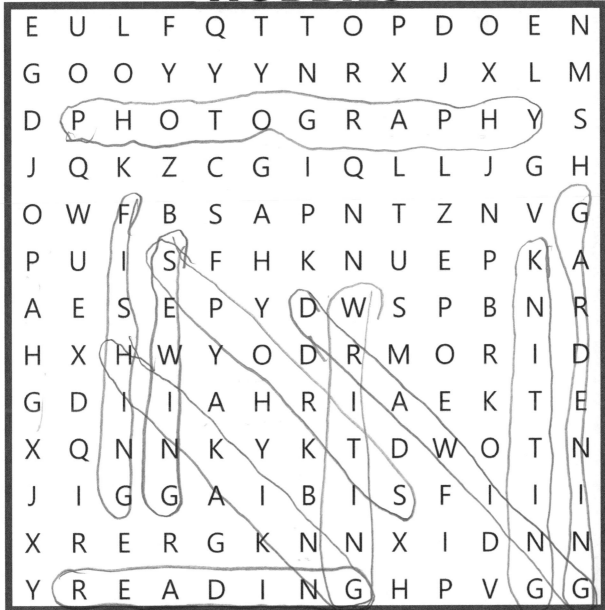

E U L F Q T T O P D O E N
G O O Y Y Y N R X J X L M
D P H O T O G R A P H Y S
J Q K Z C G I Q L L J G H
O W F B S A P N T Z N V G
P U I S F H K N U E P K A
A E S E P Y D W S P B N R
H X H W Y O D R M O R I D
G D I I A H R I A E K T E
X Q N N K Y K T D W O T N
J I G G A I B I S F I I I
X R E R G K N N X I D N N
Y R E A D I N G H P V G G

KEYWORD BANK

DRAWING   PHOTOGRAPHY
FISHING   READING
GARDENING   SEWING
HIKING   SPORTS
KNITTING   WRITING

PARTS OF A FACE

```
N A K R P C H I N Q N M A
A E F O R E H E A D Z F K
A K T E M P L E B B Y G S
W T Q M J F H Y E N Q Z B
R V I F P I Z E Z K O B M
V B I L F X M L I P S S S
O U E N A N R A G T E Y E
F G L F V B Y S M E X E A
K B B B X T X H U L F G R
M S O C E W E U A U O J P
U S P G Z Z K Y B I Z I I
M S D Q H Q E Y E B R O W
W V N M O U T H Y U T R T
```

KEYWORD BANK

CHEEK	FOREHEAD
CHIN	HAIR
EAR	MOUTH
EYE	NOSE
EYEBROW	TEMPLE
EYELASH	LIPS

IN THE KITCHEN

```
L  T  G  G  Y  T  F  K  O  Y  E  P  F
S  P  F  P  J  X  R  S  Z  U  V  G  Z
E  U  W  A  X  O  D  I  I  O  R  S  K
F  T  S  X  C  L  G  B  P  W  P  P  K
Z  B  K  R  I  P  O  T  O  L  Z  A  K
Z  Y  P  K  O  O  B  P  T  W  C  T  N
F  O  R  K  M  X  J  B  N  E  L  U  S
D  O  D  Y  N  V  X  I  P  J  P  L  P
E  T  O  L  J  I  O  Z  O  P  X  A  O
P  G  K  D  G  D  F  H  J  N  K  Q  O
J  M  Q  P  L  A  T  E  A  W  M  E  N
L  P  Y  N  Q  V  Q  J  L  R  C  F  M
P  Y  I  L  L  H  U  W  Z  R  L  J  Y
```

KEYWORD BANK

CUP	PAN
FOOD	PLATE
FORK	POT
GLASSES	SPATULA
KNIFE	SPOON

BANKING

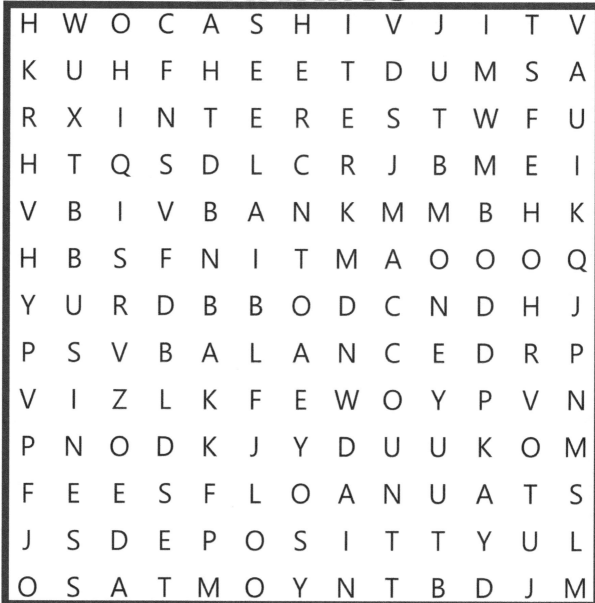

```
H W O C A S H I V J I T V
K U H F H E E T D U M S A
R X I N T E R E S T W F U
H T Q S D L C R J B M E I
V B I V B A N K M M B H K
H B S F N I T M A O O O Q
Y U R D B B O D C N D H J
P S V B A L A N C E D R P
V I Z L K F E W O Y P V N
P N O D K J Y D U U K O M
F E E S F L O A N U A T S
J S D E P O S I T T Y U L
O S A T M O Y N T B D J M
```

KEYWORD BANK

ATM   ACCOUNT

BALANCE   DEPOSIT

BANK   FEES

BUSINESS   INTEREST

CASH   LOAN

CHECK   MONEY

VEGETABLES

```
X Z E M J R U Q G B X C I
A I P O Q L O P L L J L O
E W O K M C E L E R Y E V
D I T L E S G P F Q N T H
R W A B E Q G U L V I T V
D I T Q S C P Z L P Q U H
B R O C C O L I N G I C V
D T M Y Q C A B B A G E R
Z U C C H I N I L E D X A
D C A R R O T D X S A K D
G T U T B P U M P K I N I
C Q R U R S B S D Q A F S
U K O G B W S P I N A C H
```

KEYWORD BANK

BEANS   LETTUCE
BROCCOLI   POTATO
CABBAGE   PUMPKIN
CARROT   RADISH
CELERY   SPINACH
EGGPLANT   ZUCCHINI

DESSERT

```
I P H C T J I M P K B E V
D L Z X A O I Z C A K E S
U F J L I R Q E N H U H H
M R R Y I P U D D I N G E
R C Y U J X I J C B E P R
C O Z U U O H E U H C A B
D O U G H N U T S T L S E
N K B K Y Q L R T R I T R
C I D B H W J L A U B R T
O E J Q L N P A R F A I T
P S X V H E H J D X W E P
G A S O A E R G A S F S G
D B U G U H P J Z N S X L
```

KEYWORD BANK

CAKES	PARFAIT
COBBLER	PASTRIES
COOKIES	PIES
CUSTARD	PUDDING
DOUGHNUTS	SHERBERT

CLEANING

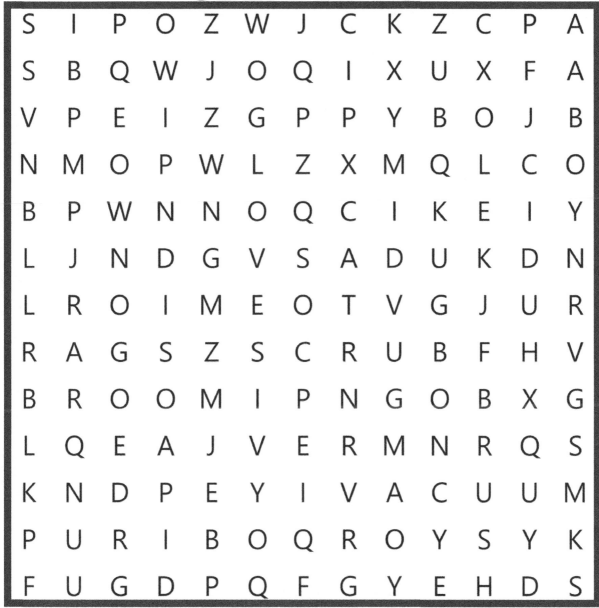

```
S  I  P  O  Z  W  J  C  K  Z  C  P  A
S  B  Q  W  J  O  Q  I  X  U  X  F  A
V  P  E  I  Z  G  P  P  Y  B  O  J  B
N  M  O  P  W  L  Z  X  M  Q  L  C  O
B  P  W  N  N  O  Q  C  I  K  E  I  Y
L  J  N  D  G  V  S  A  D  U  K  D  N
L  R  O  I  M  E  O  T  V  G  J  U  R
R  A  G  S  Z  S  C  R  U  B  F  H  V
B  R  O  O  M  I  P  N  G  O  B  X  G
L  Q  E  A  J  V  E  R  M  N  R  Q  S
K  N  D  P  E  Y  I  V  A  C  U  U  M
P  U  R  I  B  O  Q  R  O  Y  S  Y  K
F  U  G  D  P  Q  F  G  Y  E  H  D  S
```

KEYWORD BANK

BROOM	SPRAY
SPONGE	SOAP
MOP	SCRUB
BRUSH	RAGS
VACUUM	GLOVES

```
S M B Q D P C P A G T V L
Q R M R R S S V C L Z S X
P I O K E K Q R C Q A T E
E X L R S A D H W T N R Y
K K G X S X K O G M C E M
S U N R I S E F D G V T C
G H E J N D C F A Y K C N
Q O O Q G O E Y A S I H L
W C O W A N F B A Q T I M
C O F F E E W J E W Z N M
Y J U E B R U S H I N G M
U D T N O O W T S H I J F
E R H T O O T H B R U S H
```

KEYWORD BANK

ALARM   SHOWER

BREAKFAST   STRETCHING

BRUSHING   SUNRISE

COFFEE   TOOTHBRUSH

DRESSING   YAWN

EMOTIONS

```
A P J S U R P R I S E D O
D P M Y L K O O U Y V E A
M B E A B R Q R T P N P A
C O M E N Q A Z K C S R J
O D D R B X A N N O Y E D
A I T W G X I R I N Q S T
A W J M B D S O I F V S W
S O B A A U U J U U P E D
P C G W B I K C A S A D I
W V A C O N F I D E N T M
P I T R R S Y M H D G H N
X H R G E A H H D A R A I
Y C X H D D H A P P Y O T
```

KEYWORD BANK

SAD	DEPRESSED
HAPPY	ANXIOUS
ANNOYED	ANGRY
CONFIDENT	BORED
SCARED	SURPRISED
UPSET	CONFUSED

HEALTHY RELATIONSHIPS

```
V B Z H O N E S T Y G X
U X R H M E Z R T H X F
D B A E C J O V D U E X
S R R E S P E C T M I H
H U E M P A T H Y O D F
S M J U U C R Z G R D A
L I S T E N I N G F M I
Q X W F Y I V G K T X R
C O M P R O M I S E B N
M A X U J E C U P K A E
B O U N D A R I E S S S
B G H N K T B K B X Y S
```

KEYWORD BANK

BOUNDARIES	HUMOR
COMPROMISE	LISTENING
EMPATHY	RESPECT
FAIRNESS	SUPPORT
HONESTY	TRUST

ORGANS

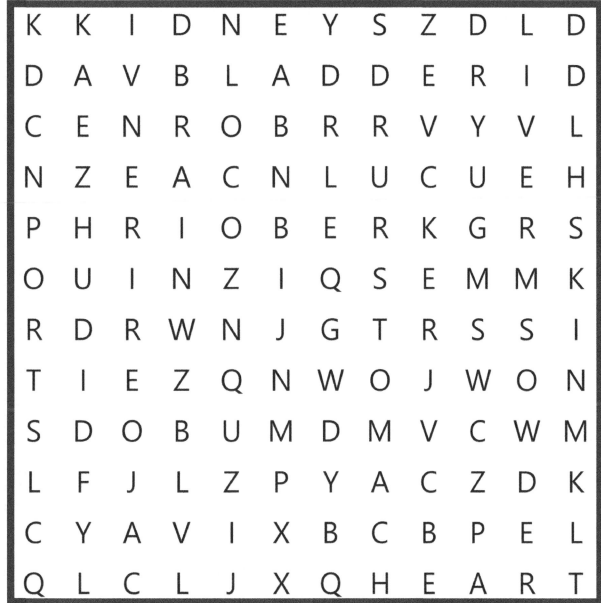

K K I D N E Y S Z D L D
D A V B L A D D E R I D
C E N R O B R R V Y V L
N Z E A C N L U C U E H
P H R I O B E R K G R S
O U I N Z I Q S E M M K
R D R W N J G T R S S I
T I E Z Q N W O J W O N
S D O B U M D M V C W M
L F J L Z P Y A C Z D K
C Y A V I X B C B P E L
Q L C L J X Q H E A R T

KEYWORD BANK

BLADDER   KIDNEYS

BONES   LIVER

BRAIN   LUNGS

EYES   SKIN

HEART   STOMACH

```
Q T N I E D P Y A F Y L L
F L O W E R S E N W S L L
J Z E W A B O B Z U B T T
Z Z E A R T L O B Y N R R
Z R R E F U E B T D E F F
P U H U B M M R H S T I J
M B O P P P O L B O M W W
R T J E Y N L Z M I O Y Y
T M V E G E T A B L E S S
M S N G T F B M N H U Z Z
P N D S H R U B N T I Y Y
D O P E E M K W L V S G G
```

KEYWORD BANK

BULB	ROOTS
FLOWERS	SHRUB
HERBS	SOIL
LEAF	VEGETABLES
PLANTS	WATER

GARDENING

```
Y M S Q Z I T Y L F Q J
D N M A N U R E C M G G
P L X A I Z O B I Q R L
G D S F L O W E R P O T
W I T B A L E I U N K I
Q G U R W H L D D V H P
O G E H S Q L P S P O N
R I H I S P A D E H S Q
N N E N G L O V E S E U
P G C M Q E M S D E C D
H F R S H E A R S D T F
M V V S N O A K L W V C
```

KEYWORD BANK

DIGGING	SEEDS
FLOWERPOT	SHEARS
GLOVES	SHED
HOSE	SPADE
MANURE	TROWELL

FOOT

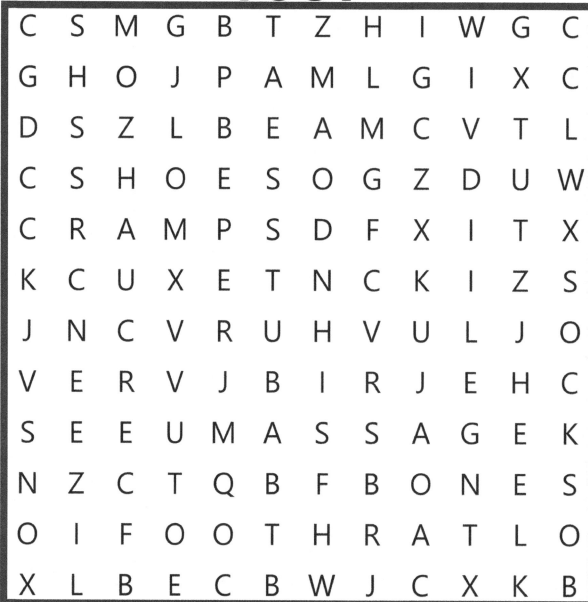

```
C S M G B T Z H I W G C
G H O J P A M L G I X C
D S Z L B E A M C V T L
C S H O E S O G Z D U W
C R A M P S D F X I T X
K C U X E T N C K I Z S
J N C V R U H V U L J O
V E R V J B I R J E H C
S E E U M A S S A G E K
N Z C T Q B F B O N E S
O I F O O T H R A T L O
X L B E C B W J C X K B
```

KEYWORD BANK

BONES   NERVES

CRAMPS   SHOES

FOOT   SOCKS

HEEL   SOLES

MASSAGE   TOE

ROMANCE

```
E B E C Q T O U C H J D
W A R M T H R V O D H E
W D Y Z N U G S M X V X
U K G Q G G Y M P O W J
B T J Y Q S M I L E G L
J J O P A B W N I D E M
L P N V I H P V M W U O
V O W S F L O W E R S M
X H H T K Y Y N N S O E
E W D A F F E C T I O N
I W C A N D L E S S O T
S M B N W I N T L U D S
```

KEYWORD BANK

CANDLES	LOVE
COMPLIMENTS	MOMENTS
FLOWERS	SMILE
HUGS	TOUCH
AFFECTION	WARMTH

WELLNESS

```
B V H C X A P L I D M Z S J
U R P U D L X H G V V I T W
H V E R W P C K E O M X R D
G V D A U L X V T A B W E G
O T X H T M C L W B L U T M
K V B C J H T W F S Y T C N
M Q A I Y Z I Q M J Z C H H
A A L G X Y H N P I W C E Q
W I A U L I S B G O A L S D
Z N N I X T C N C P T J N L
Z A C T I V I T Y M E C R F
J U E X E R C I S E R W L V
P Q K W A L K I N G V W P I
O N R C Y K G A O Y C G D V
```

KEYWORD BANK

ACTIVITY	STRETCHES
BREATHING	BALANCE
EXERCISE	WALKING
GOALS	WATER
HEALTH	CARING

GADGETS

```
L V Z R H R W I B V K R N S
X O T F V T D A Z K E H F G
P T Y R Z J R Z L D C L D P
H C P T L L I A R K O G J S
R E E G U B O O M X M Z Y Q
D Y W C J F C F G A P A H H
R C R J G M F Q D C U C N T
N T I C A L C U L A T O R W
Q S T C D Y V R C M E M L S
B C E L L P H O N E R U A I
A K R F G C I A Z R C A C X
N V Y J V D G K P A G E R X
G I J G A H J O Y U V Z A P
G X P R S W M K S X O S B B
```

KEYWORD BANK

CELLPHONE   CALCULATOR

COMPUTER   TYPEWRITER

WALKMAN   PAGER

RADIO   GPS

CAMERA   CAMCORDER

COMMON PREPOSITIONS

8

```
H R W Y U P V M S A J J J
C A A A U O Z K M H I B D
Z P L K A Y L Y T K T H O
E D K Z B X N A B O U T F
D M T H O R E C F B A P W
L Z K V V N J R V T B V U
Z J B U E O K O T Y E Q U
M W W B K O C S W G T R E
O J R X J K N S I P W N K
I L B E S I D E F I E I P
A B R O A D Z N L L E O C
U Q W G P D B E Y O N D T
M W A X O O F G L C B Z R
```

KEYWORD BANK

ABOUT
ABOVE
ABROAD
ACROSS
AFTER

AGAINST
BENEATH
BESIDE
BETWEEN
BEYOND

WAYS TO COOK AN EGG

```
P A X S L Q H D N F Y L B
Y K S C V F E H A R D R Q
M M I R N S X J W I E C J
J A O A R V H S K T B B O
W Y B M H I B A S T E D R
D F E B E P A V U A G N F
O H L L Z S O F T T K O B
A J T E O V E R E A S Y B
X N M D U P P I X Q K L O
K P S O M E L E T T E S I
Z X F U Z T W D O U N W L
U P P L J A G Y X G R S E
J Z K X E W P O A C H E D
```

KEYWORD BANK

BOILED   FRIED

SCRAMBLED   OMELETTE

SOFT   POACHED

HARD   BASTED

OVER EASY   FRITTATA

```
J P V Y O H Z B G A O N
S X E V I E B W V S F F
H H U X P M X Q A N D W
T O I F O Q Z W U N L O
Y H E S F K F I F O R C
A R E P R W M T W R R A
V N S E C J T H A T A T
C Q W M Y Z I T I B L E
M H D T W T G O K K T V
F Q B R W L W L M R M O
O S D P I D D U F N I T
N O K Y I I D M I R S N
```

KEYWORD BANK

THE	YOU	ON
OF	THAT	ARE
AND	IT	AS
TO	HE	WITH
IN	WAS	HIS
IS	FOR	THEY

FIND THE LETTER Z

Circle every letter Z you can find below.
There should be 10 of them.

```
X  G  J  C  O  G (Z) C  Q  J  P  D  W  V  A  B  I  T
X  V  G  P  N  P  H  R  D  R  L  Q  W  X  F  W  R (Z)
H  T  A  B  M  I  L  E  S  C  E  R  W  D  J  P  F  G
T  E  S  M  K  G  B  U  S  A  K  H  C  T  A  I  R  F
E  G  Q  V  A (Z) X  E  Q  R  E  L  A  S  M  Q  N  G
S  M  C  Y  Y  D  R  C  C  Q  R  K  U  M  I  X  R  S
C  E  L  C  I  R  R  G  Q  L  I  E  J  K  L  Y  W  L
L  A  H  E  W  S  O  D  S  T  P  D  Q  C  N  Z  M  G
R  G  O  W  F  R  I  Q  S  S  G  Y  C  E  V  Q  P  D
V  W  T  E  P  E  Q  J  N (Z) A  E  K  X  V  E  E  W
E  L  C  S  G  E  L  O  B  T  E  R  S  P  B  W  L  M
B  V  J  V (Z) H  U  P  X  F  U  R  Y  H  E  K  O  N
R  I  V  N  S  C  I  T  N  N  D  I  N  C  E  Y  I  U
A  C  I  O  K  M  H  I  Q  T  E  E  P  R  K  I  Q  R
L  P  S  H  G  S  X  D  R  X  I (Z) C  T  X  E  S
Y  G  W  J  F  D  R  E  W  M  P  V  E  N  P  C  S
N  X  T  O  F  T  B  E  K  I  Y (Z) D  M  T  Y  E
J  Y  G  A  J  F  J  E  O  I  J  P  V  E  B  D  K  L
X  J  D  O  F (Z) I  C  B  J  W  E  S  T  S  M  I  R
```

MAZE 1

MAZE 2

MAZE 3

MAZE 4

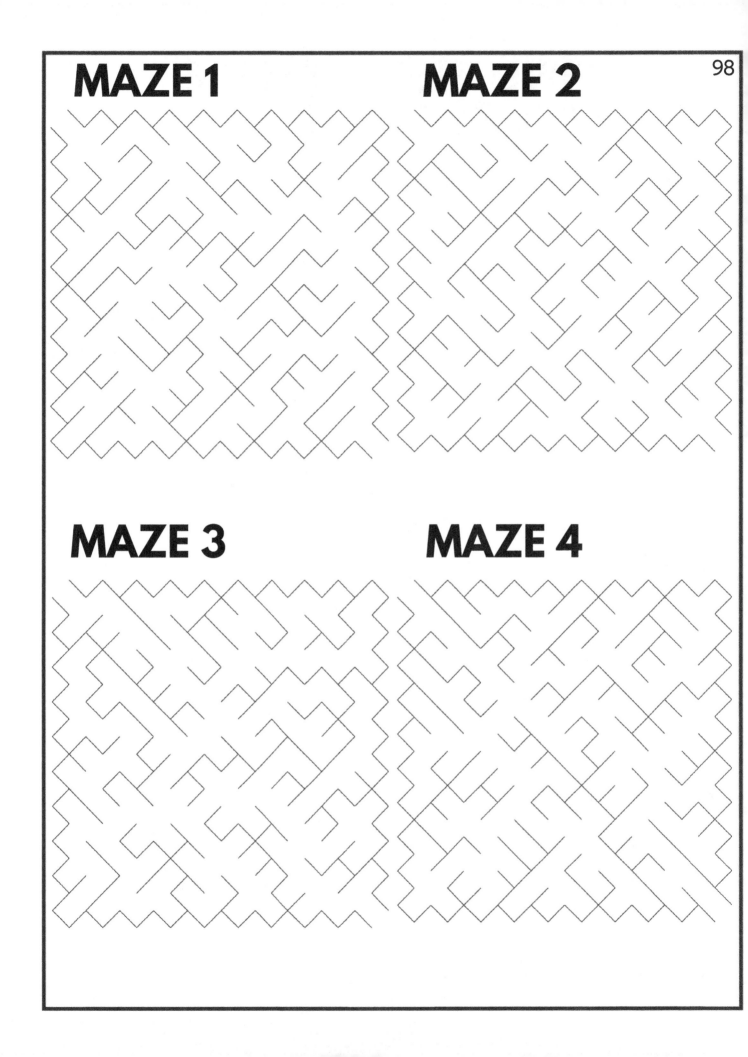

MAZE 5

MAZE 6

MAZE 7

MAZE 8

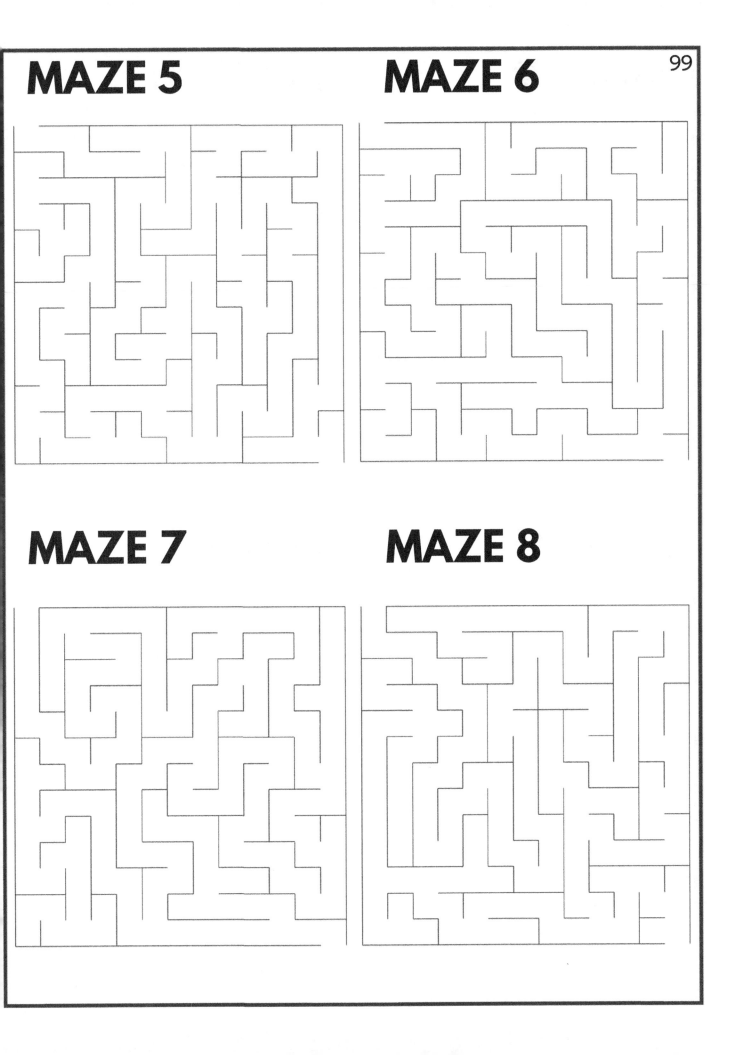

MAZE 9

MAZE 10

MAZE 11

MAZE 12

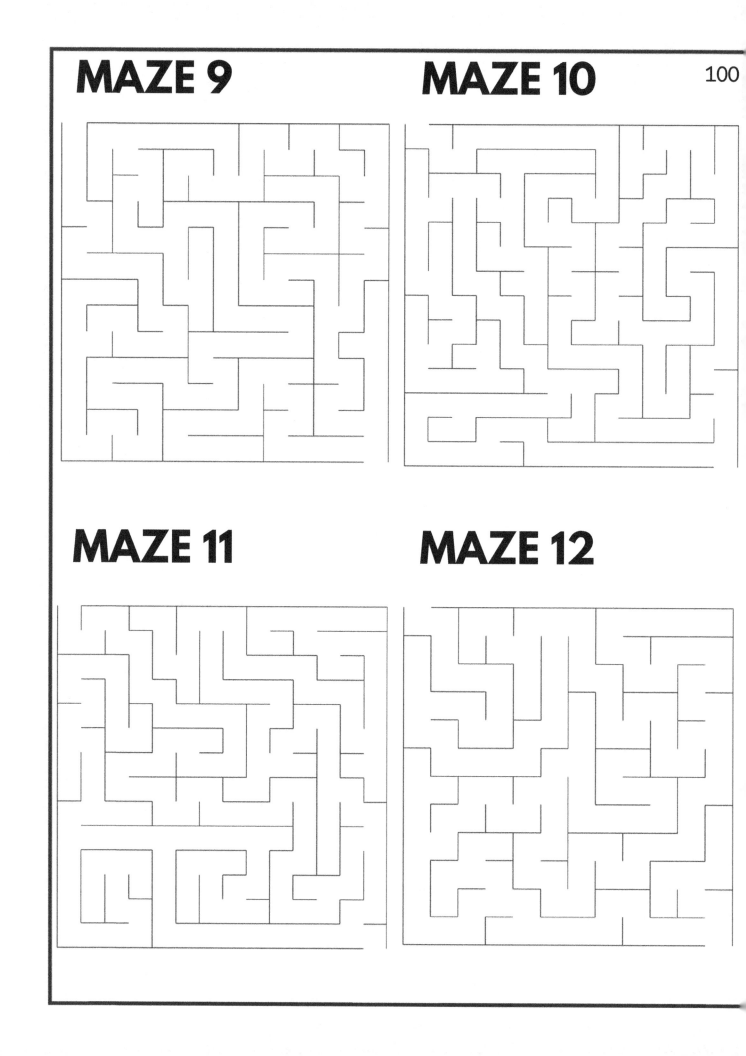

MAZE 13

MAZE 14

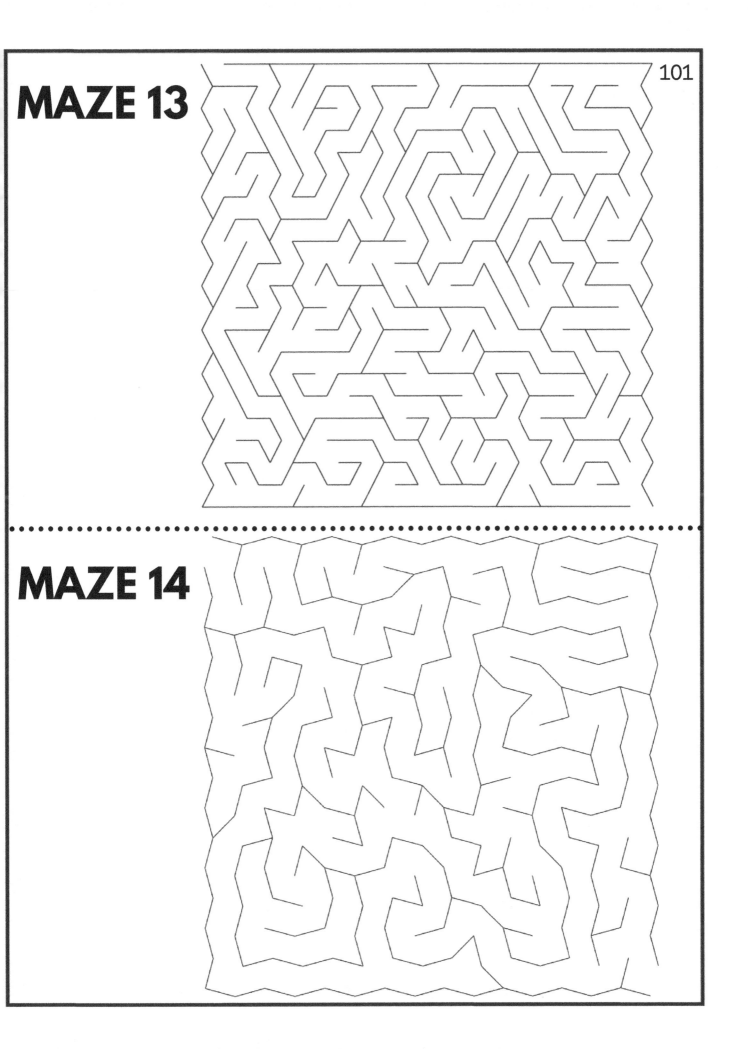

MAZE 15

MAZE 16

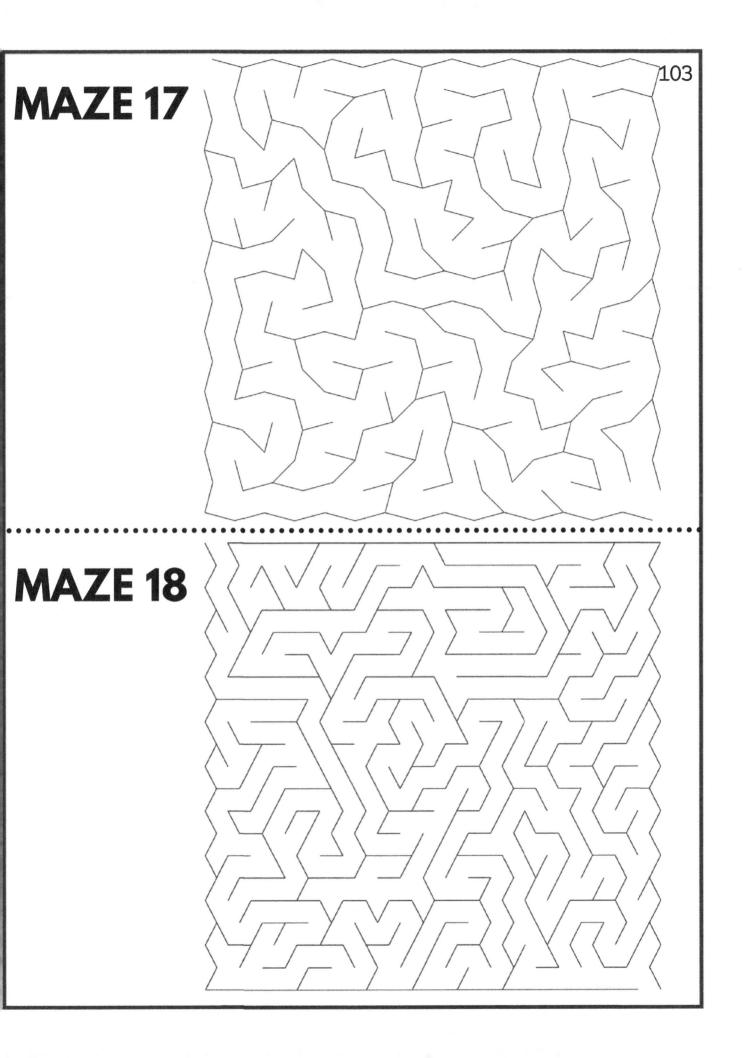

MAZE 17

MAZE 18

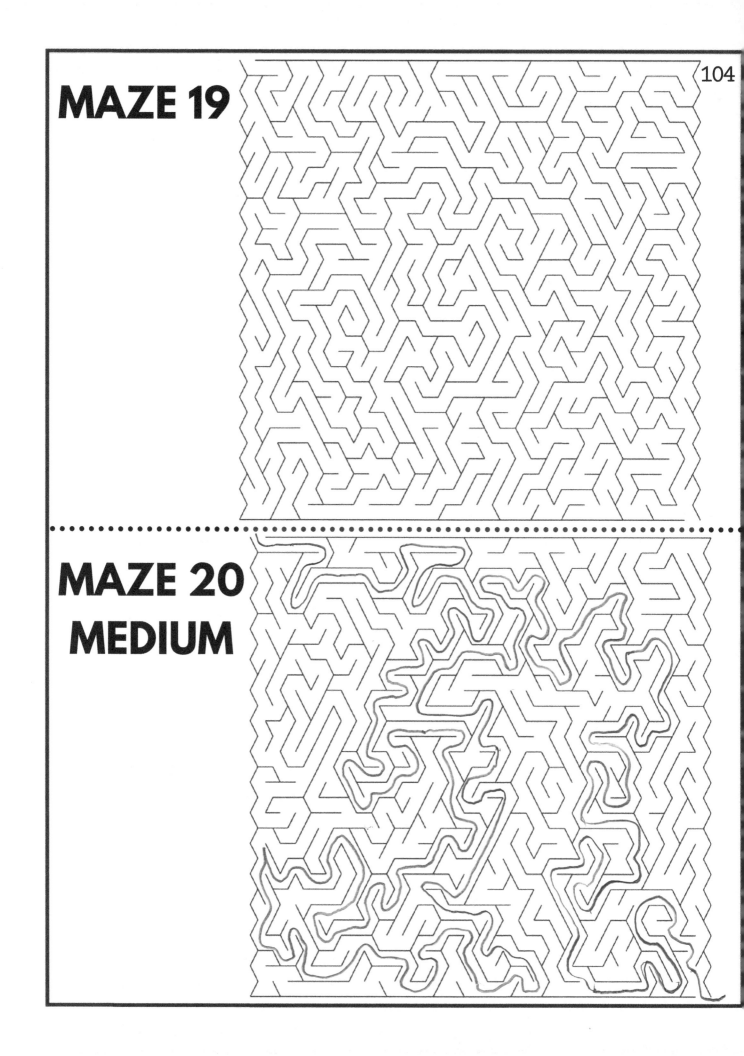

MAZE 19

MAZE 20
MEDIUM

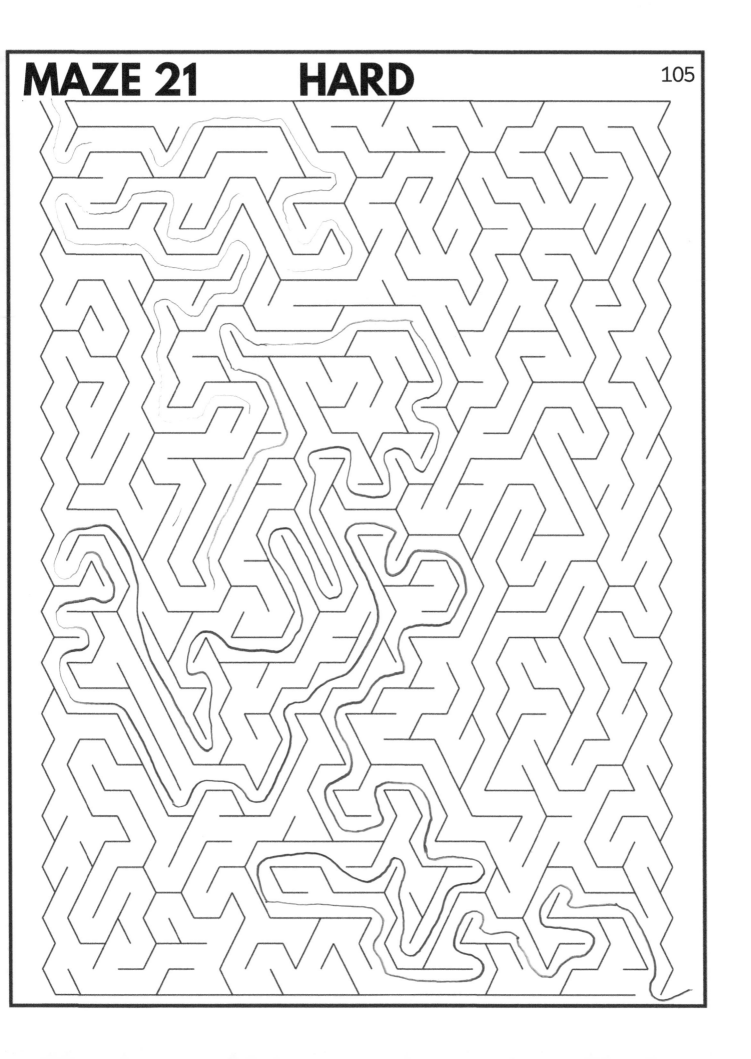

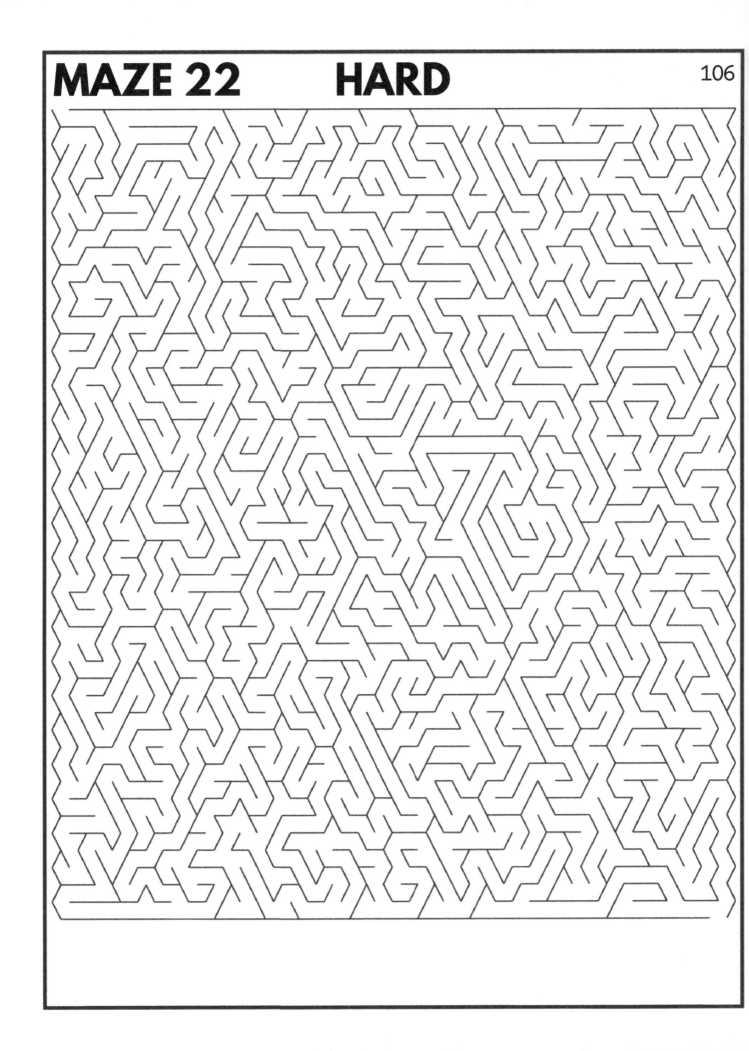

MAZE 23　　HARD

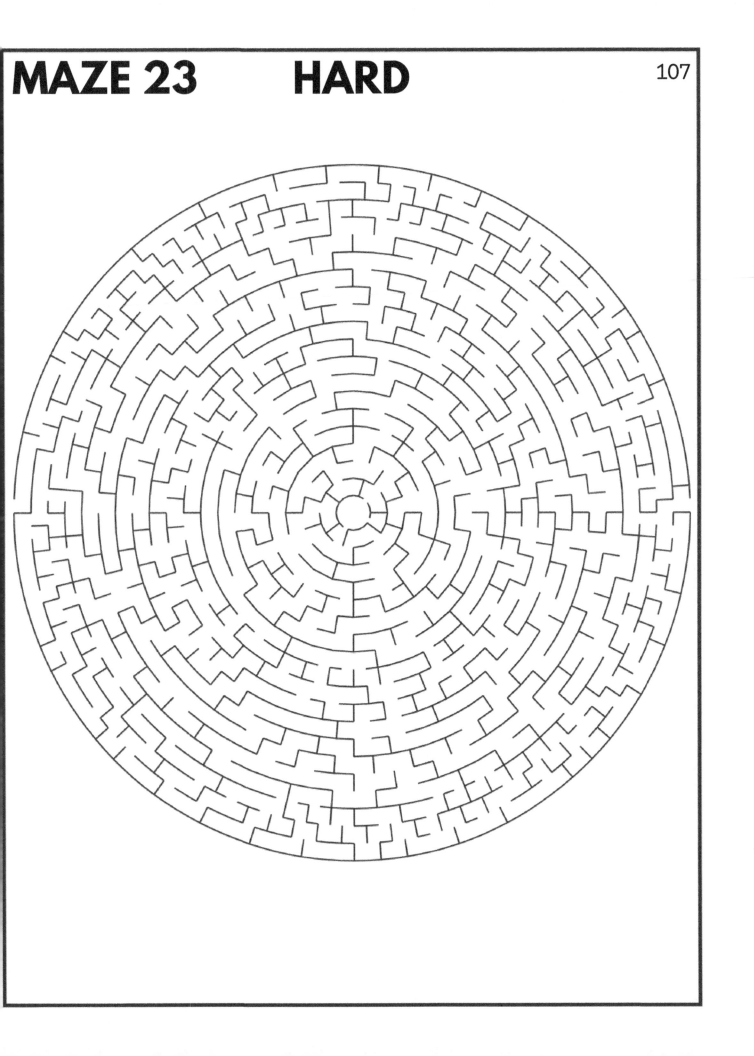

MAZE 24

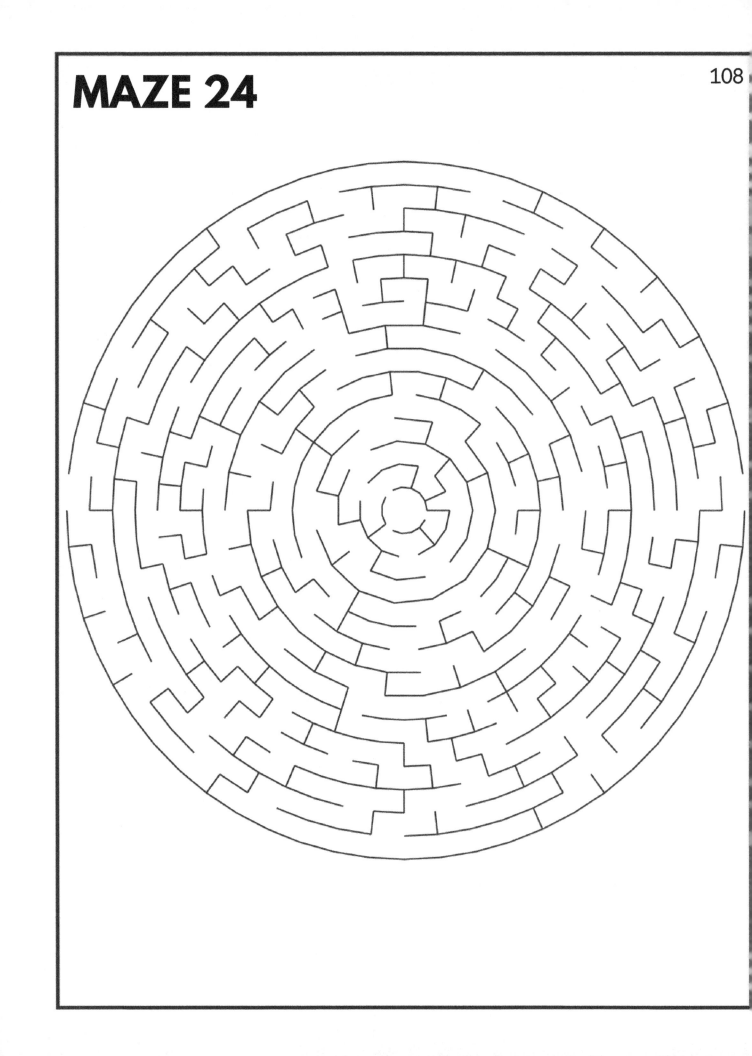

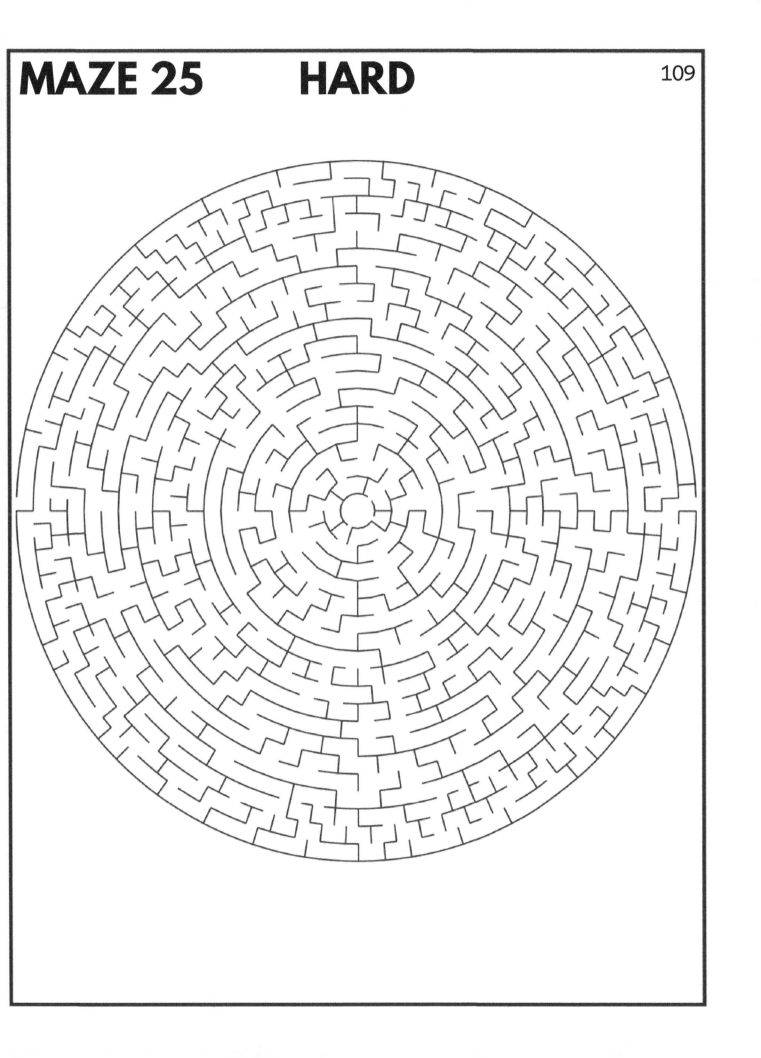

MAZE 26 HARD

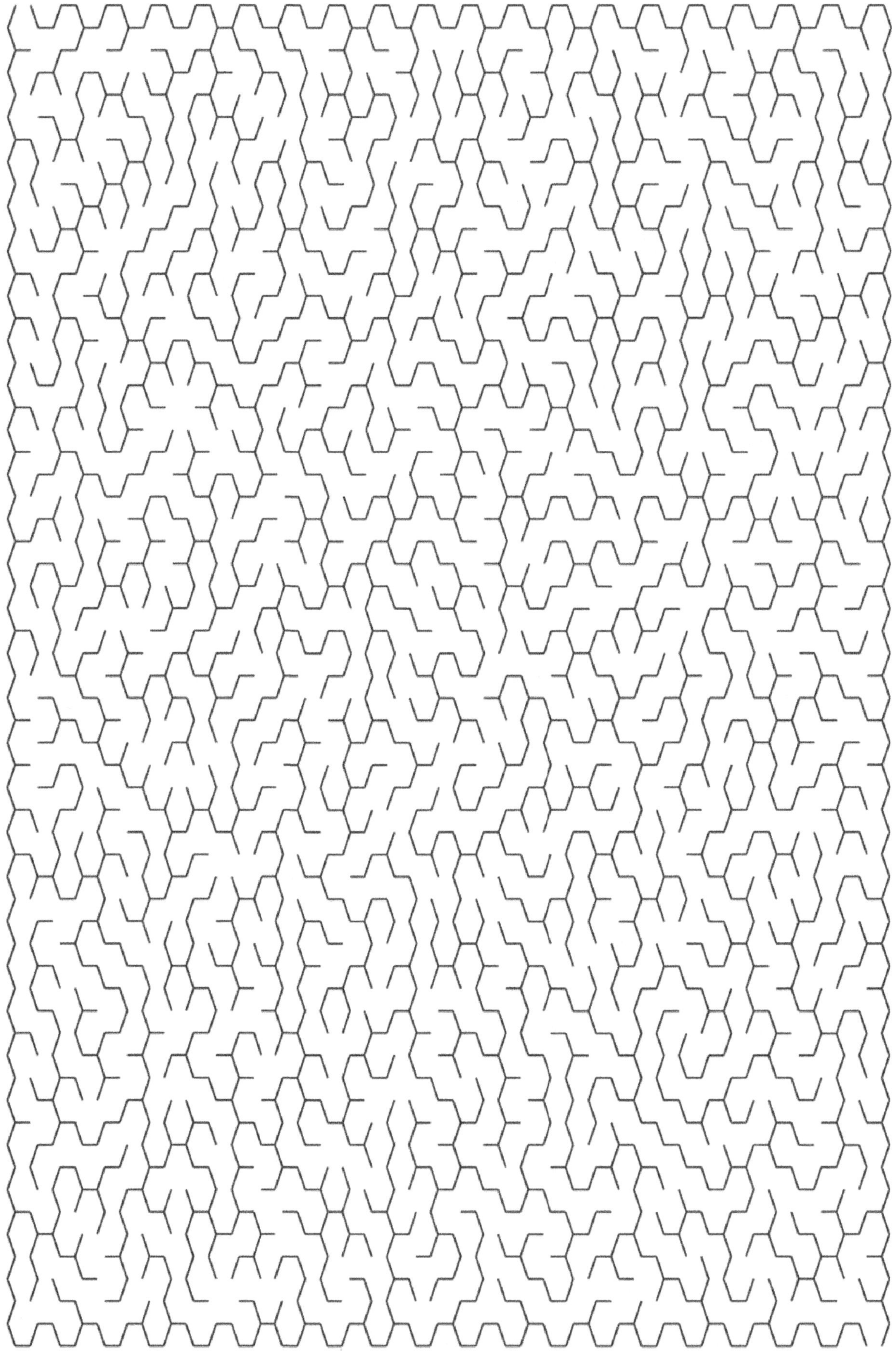

MAZE 27 HARD

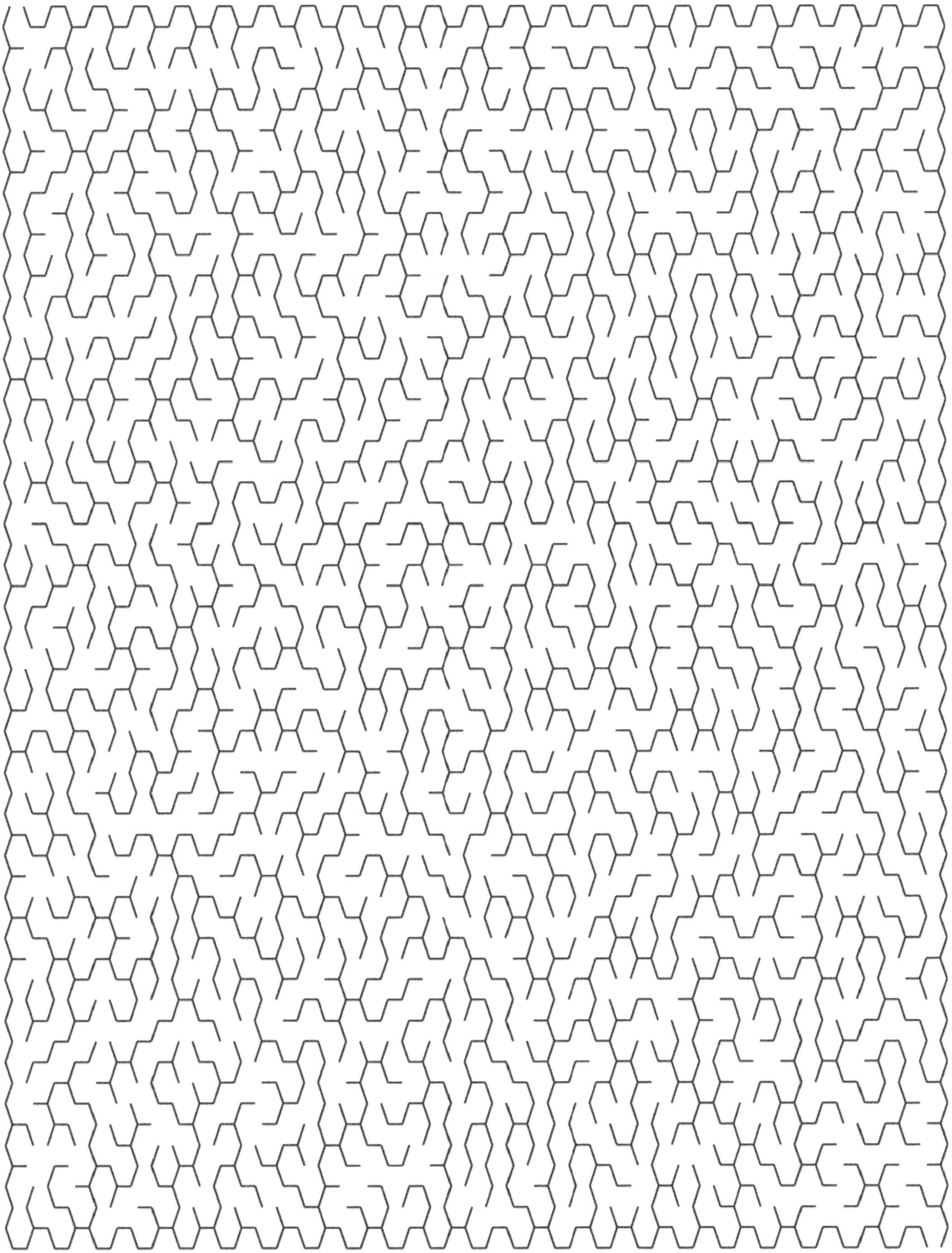

MAZE 28 EXTRA HARD

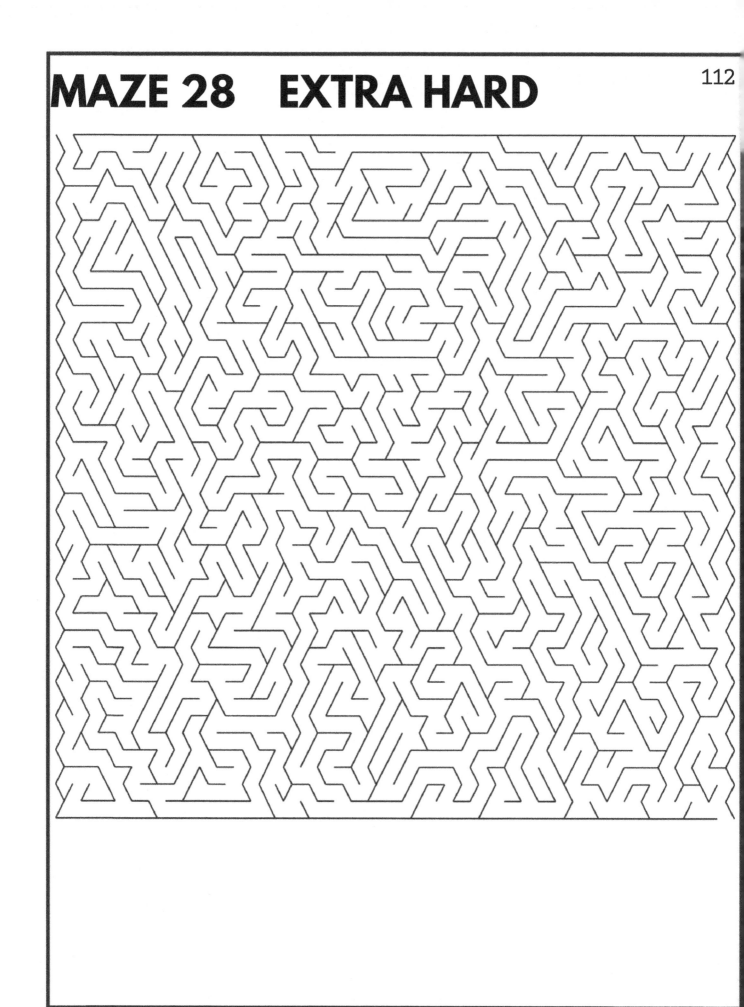

DOT GAME

Two players, each with different pen colors, take turns to draw a horizontal or vertical line between two dots. When a player draws a line that completes a box, they write their initial inside the box. Whoever owns the most boxes at the end of the game wins.

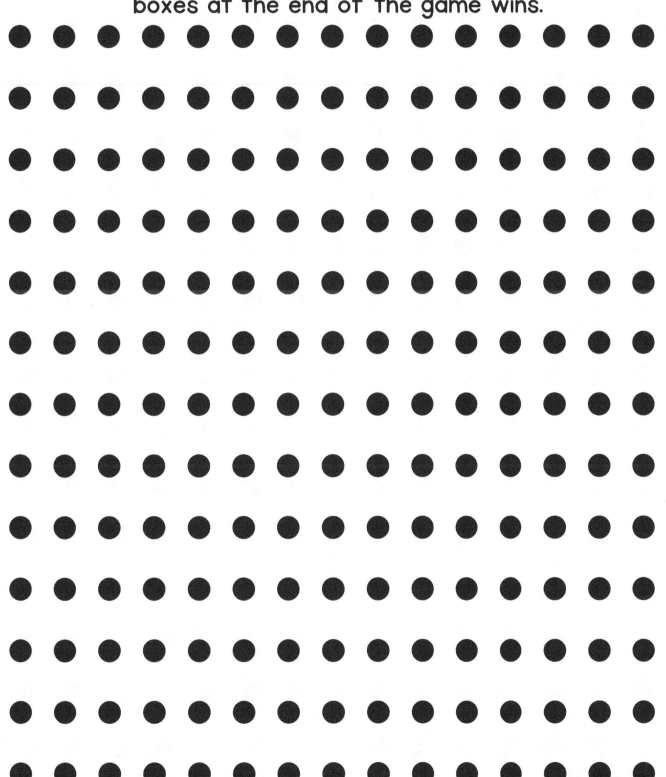

DOT GAME

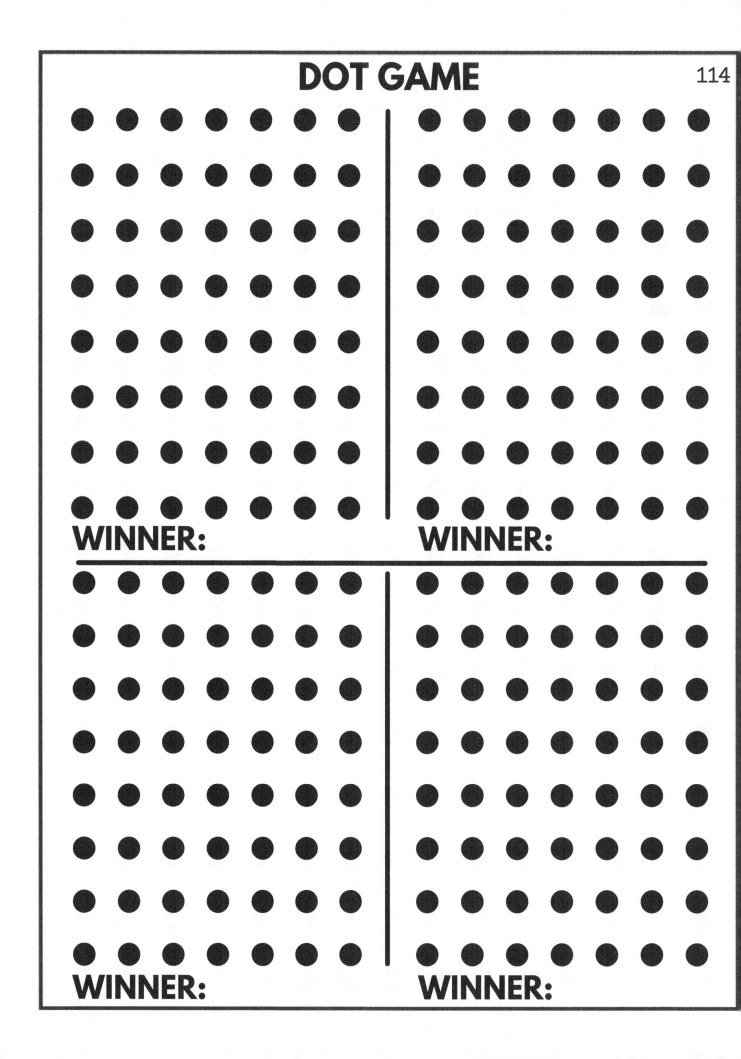

WINNER:

WINNER:

WINNER:

WINNER:

DOT GAME

DOT GAME

Whoever owns the most boxes at the end of the game wins.

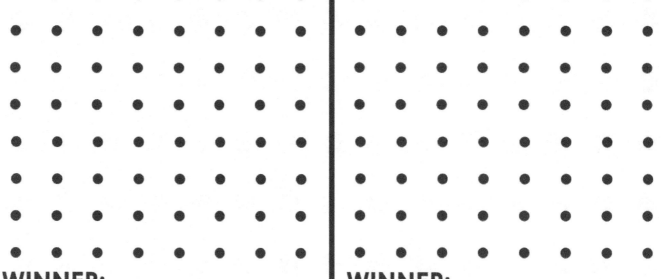

WINNER: ----------------------------

WINNER: ----------------------------

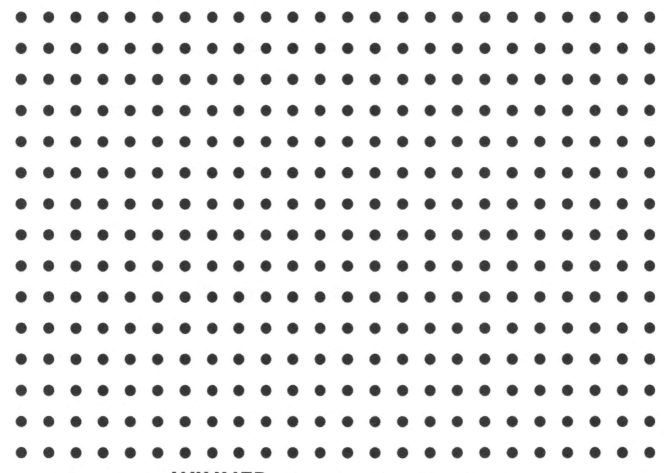

WINNER: ----------------------------

TRACE AND COPY THE SHAPE

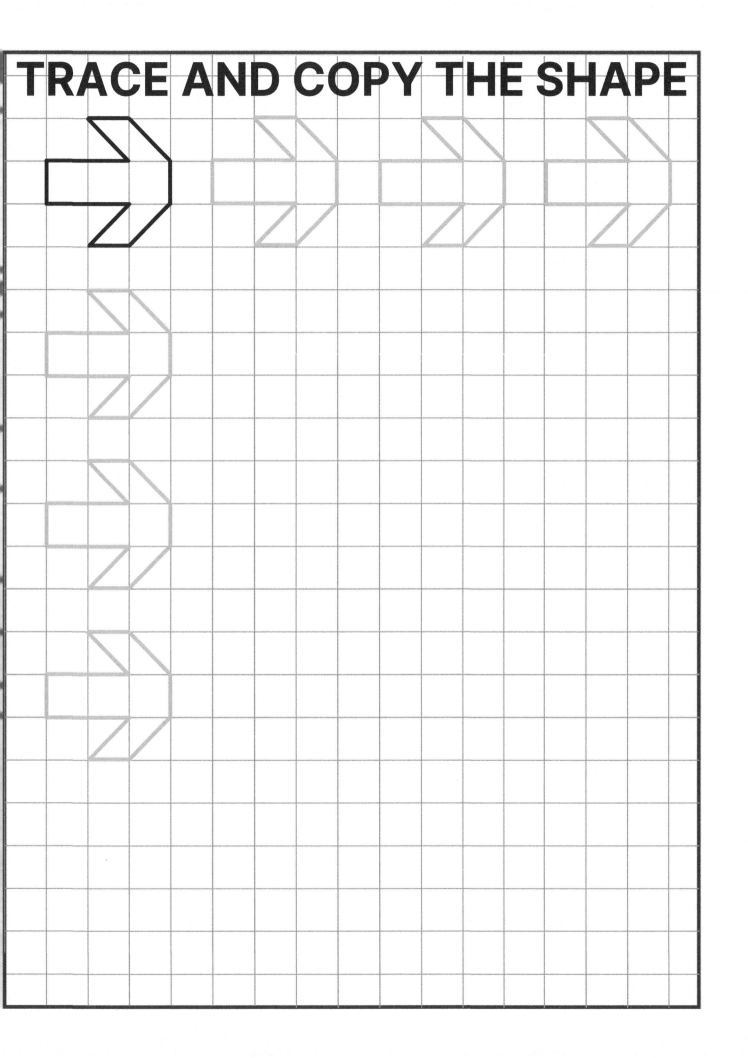

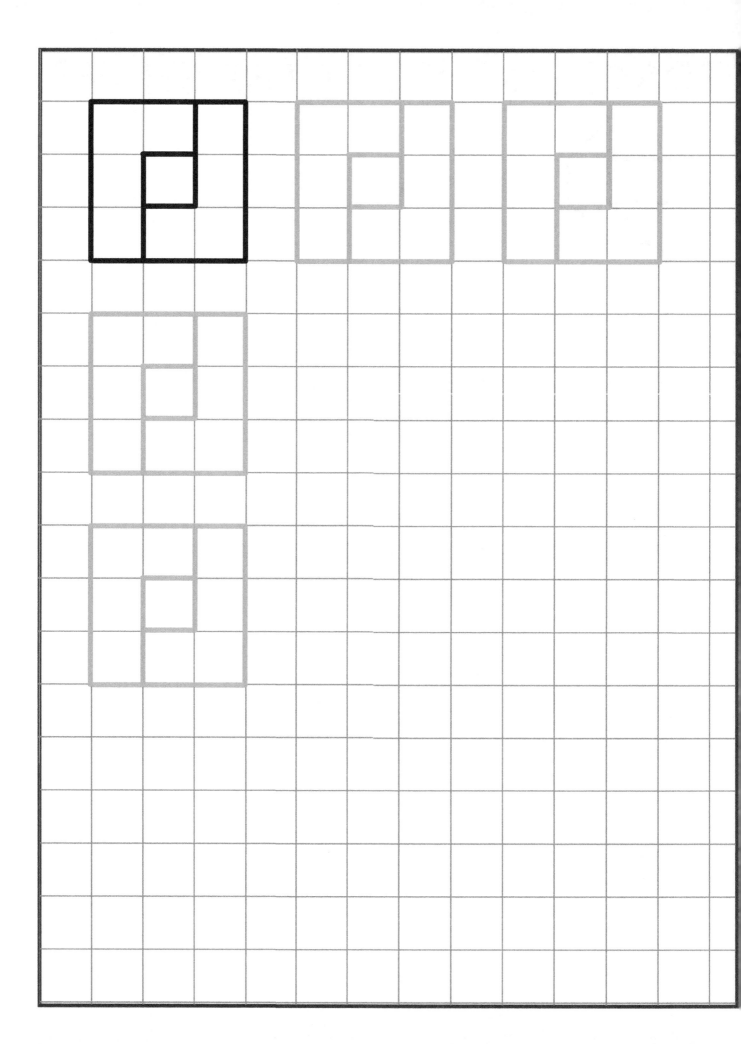

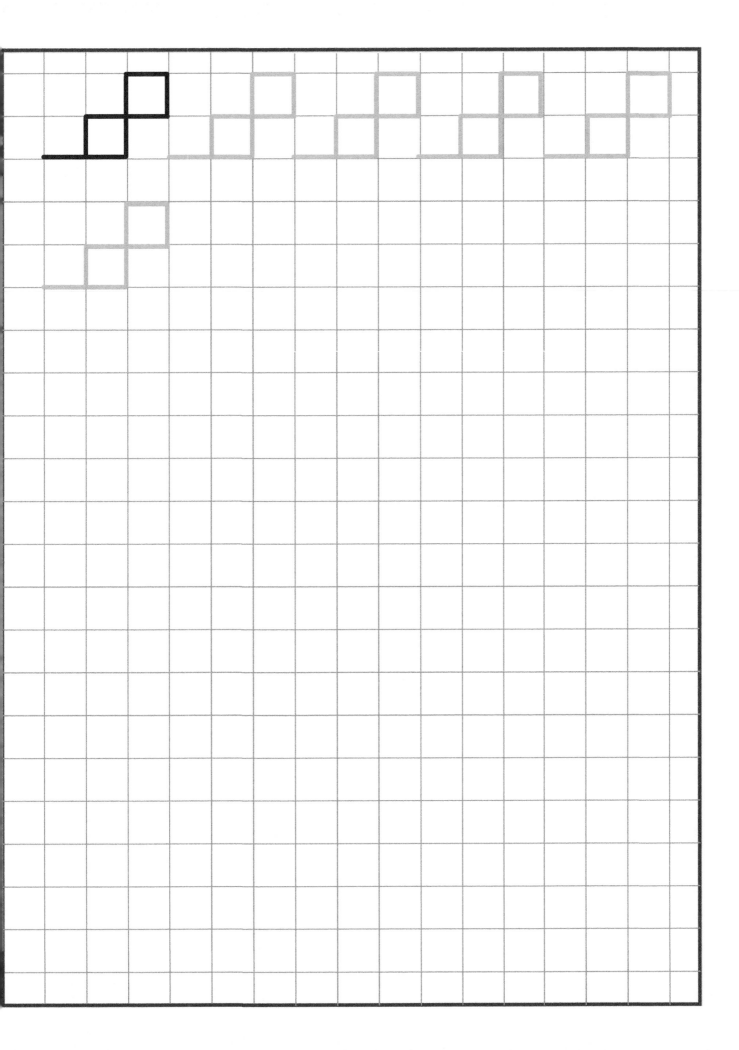

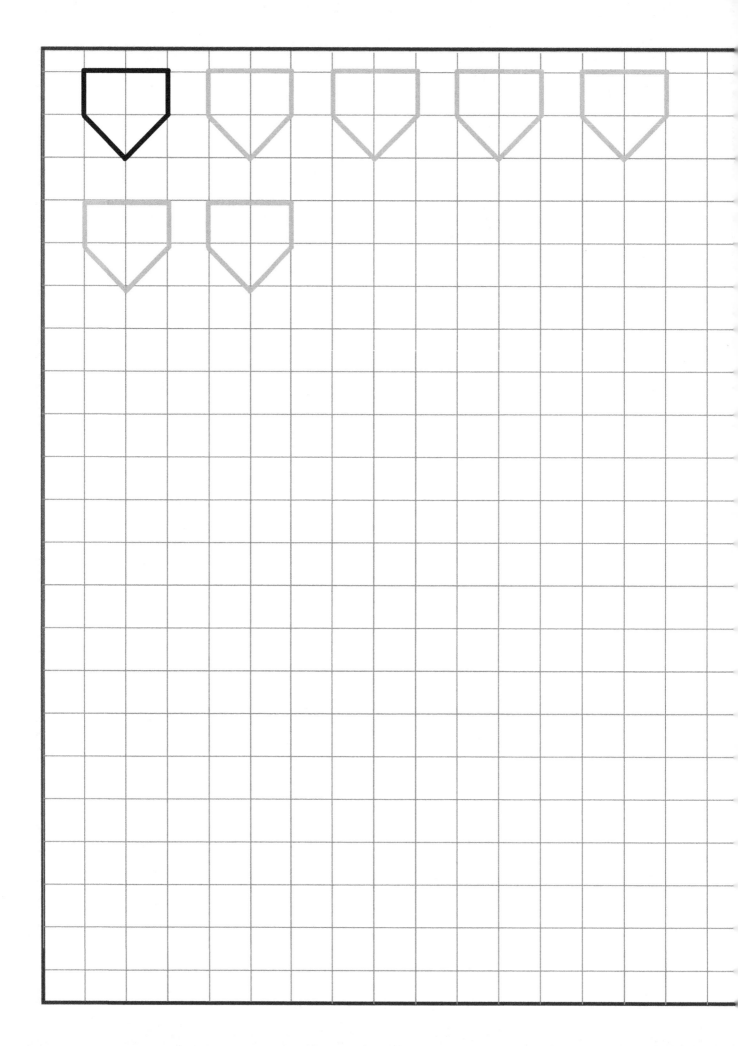

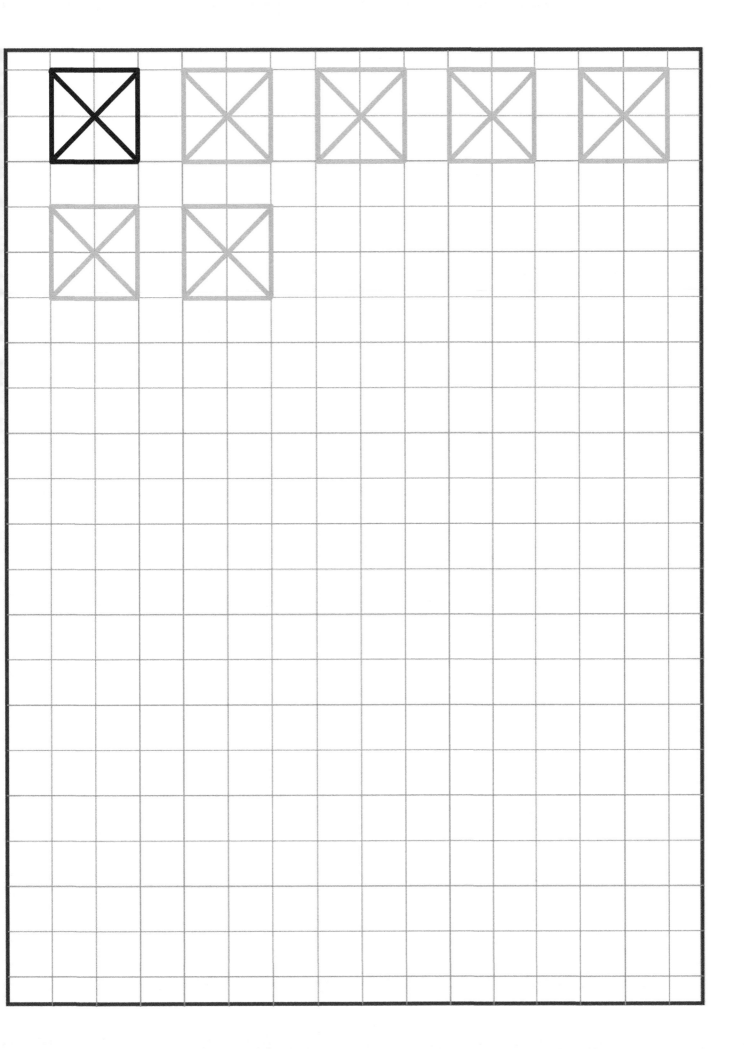

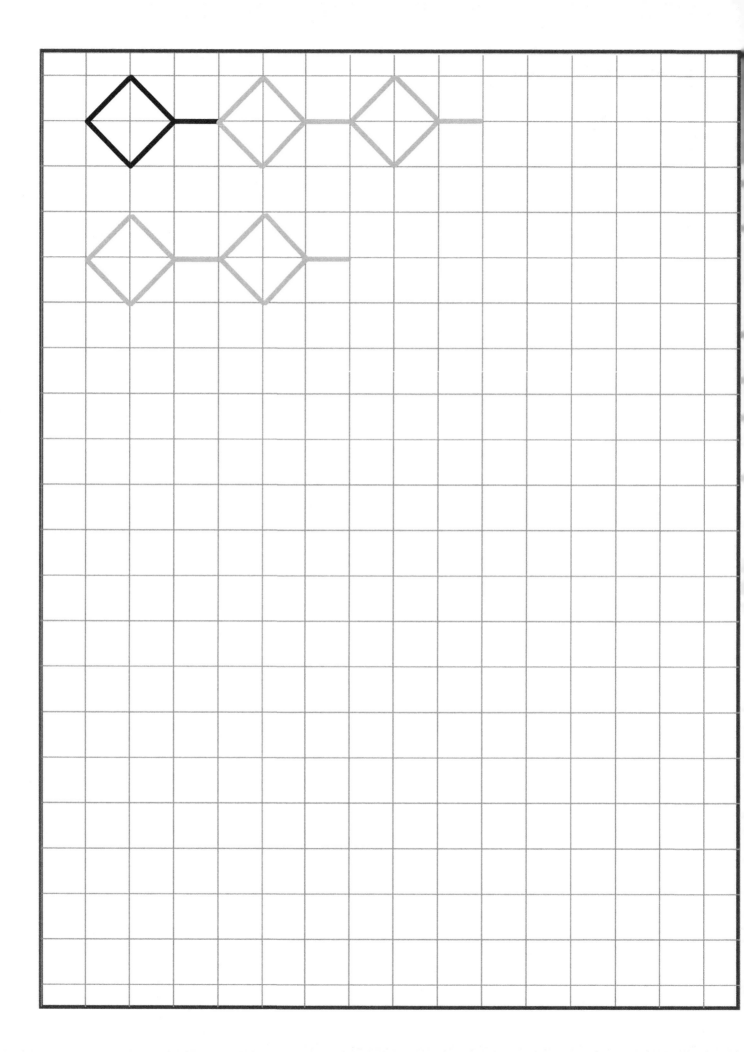

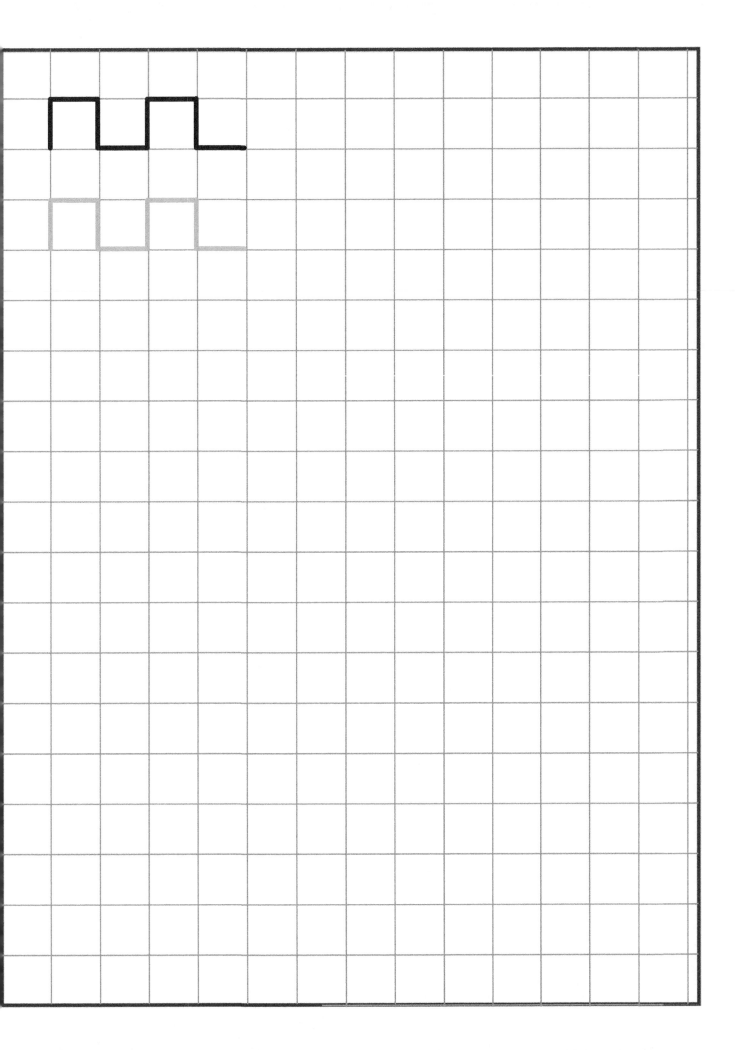

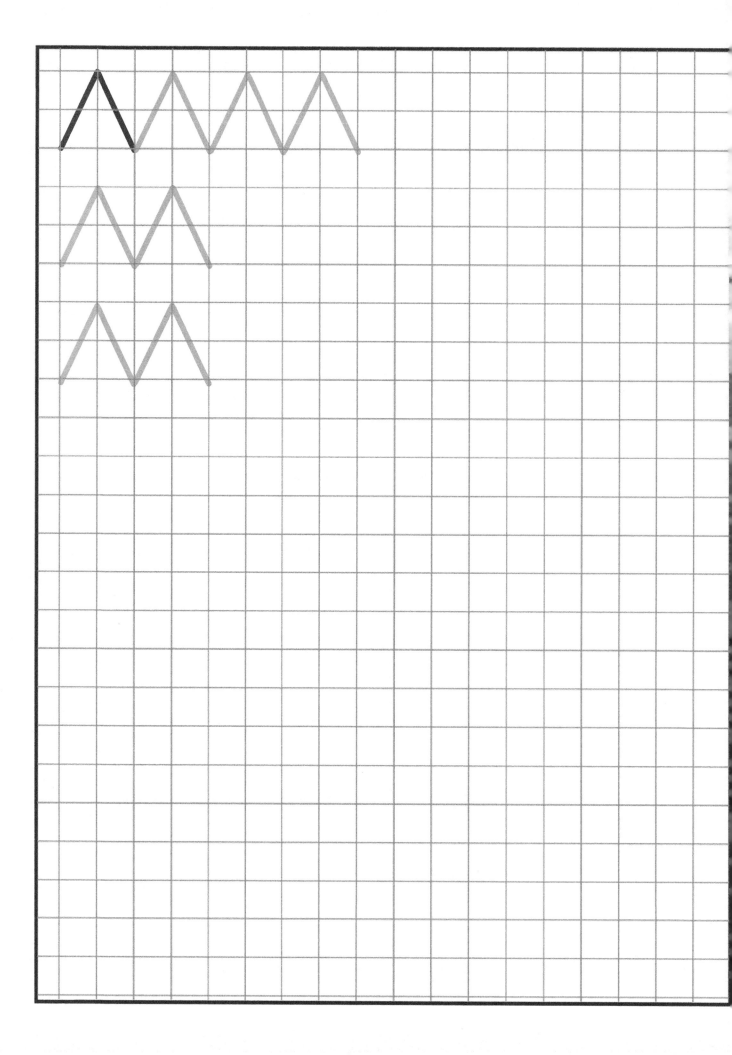

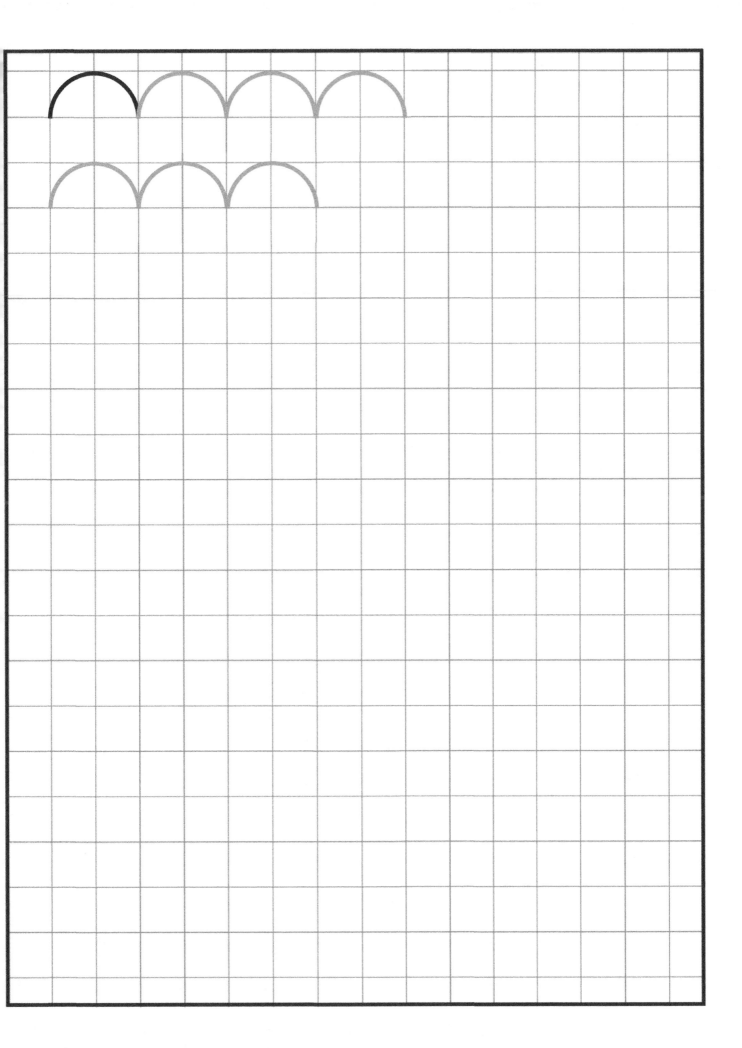

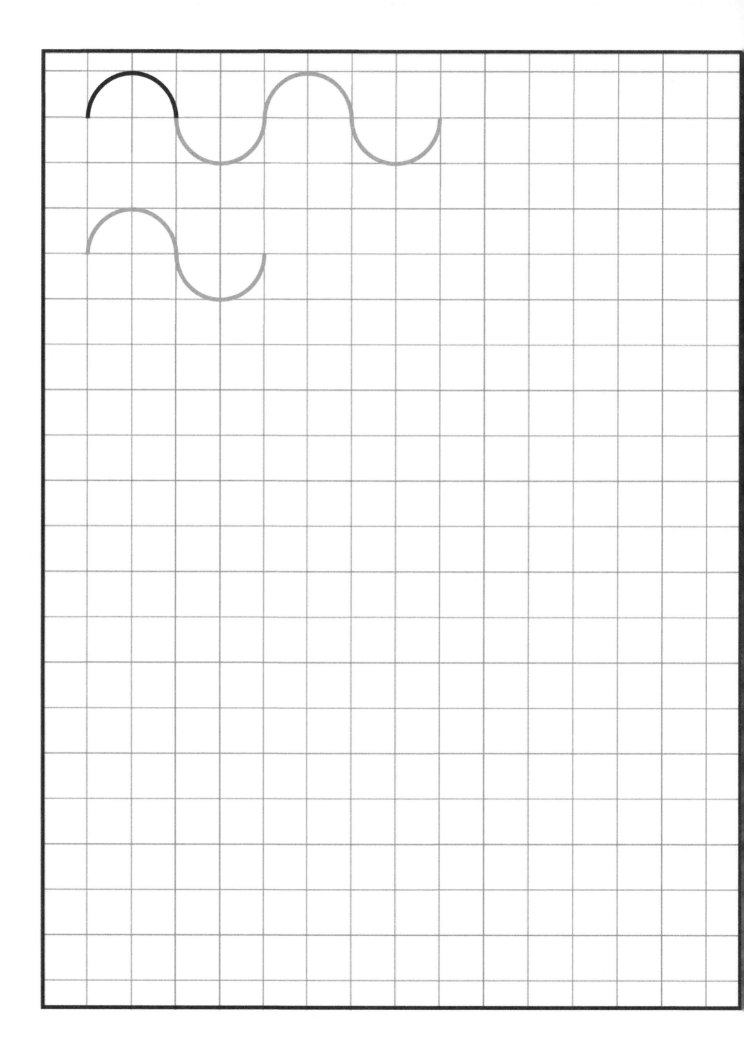

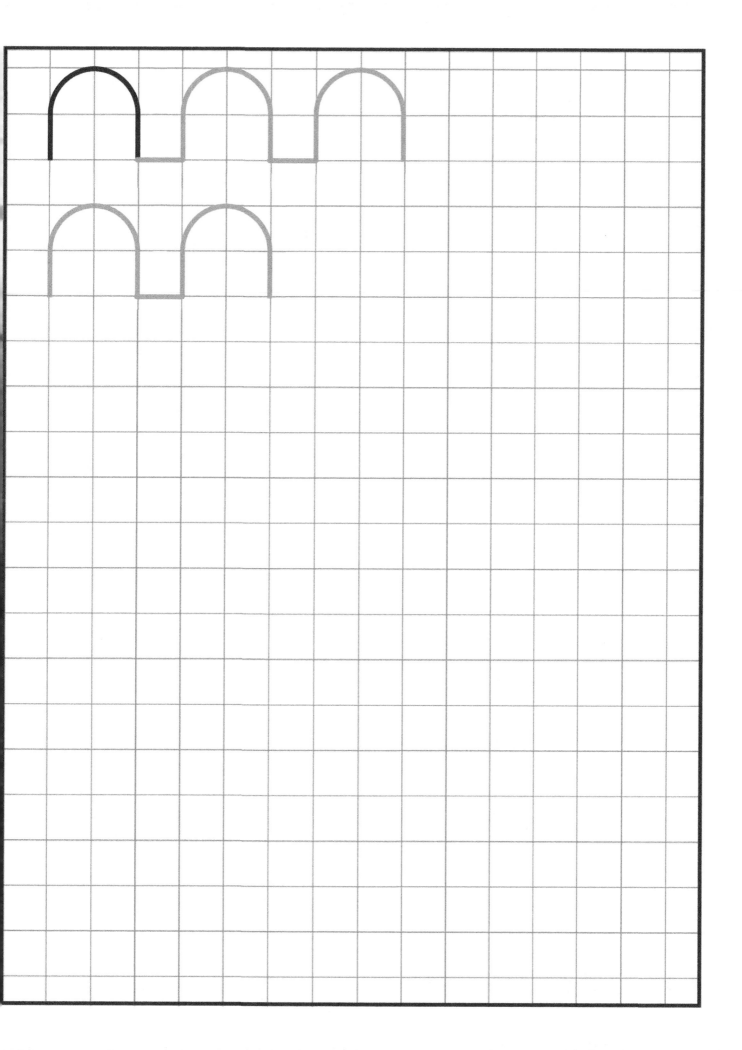

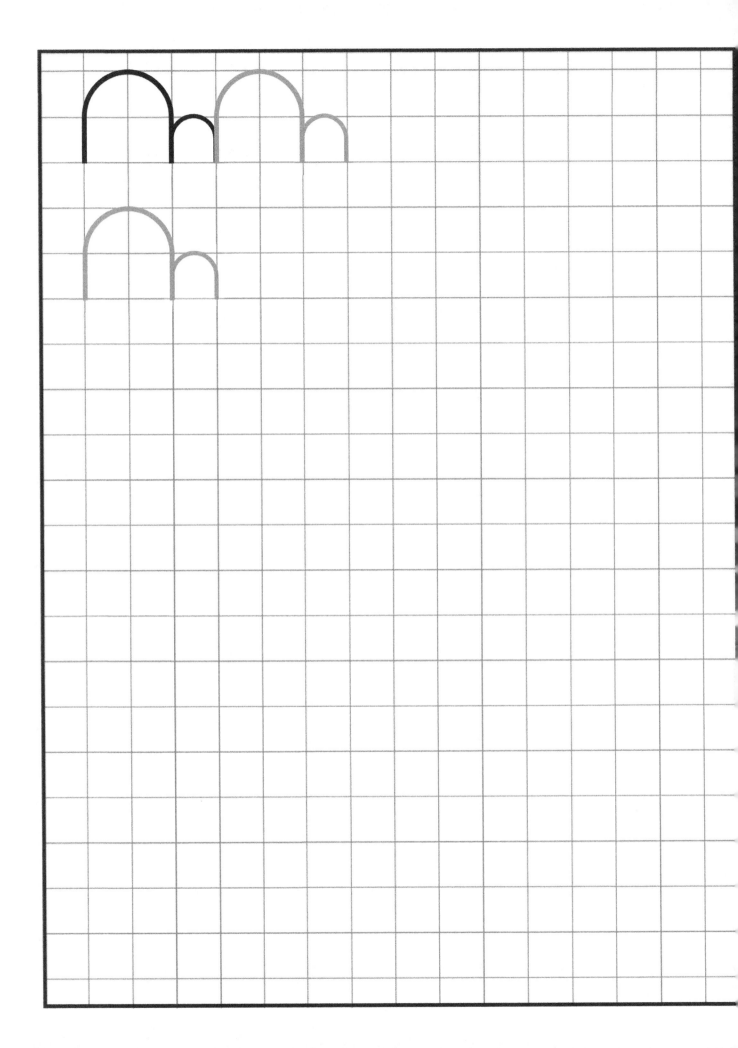

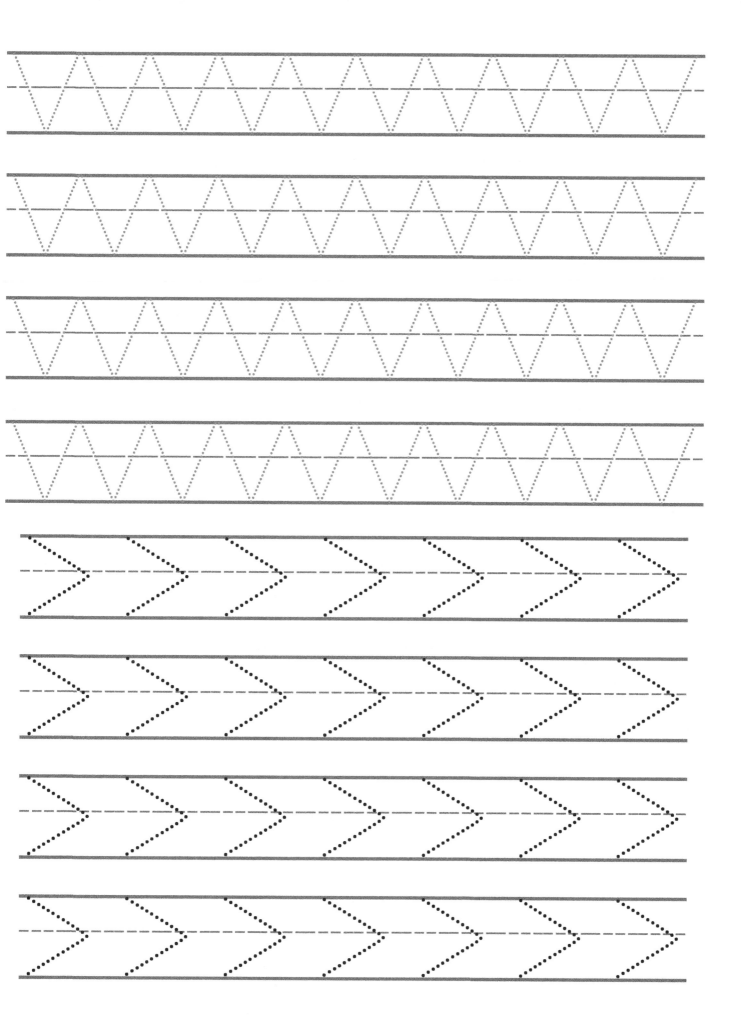

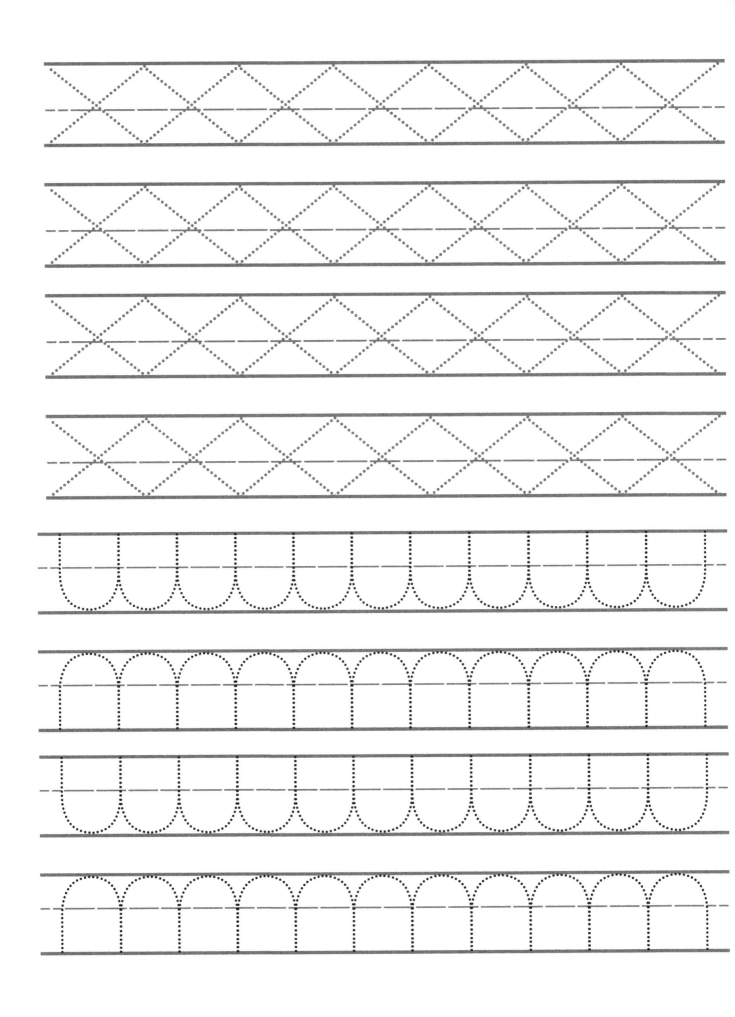

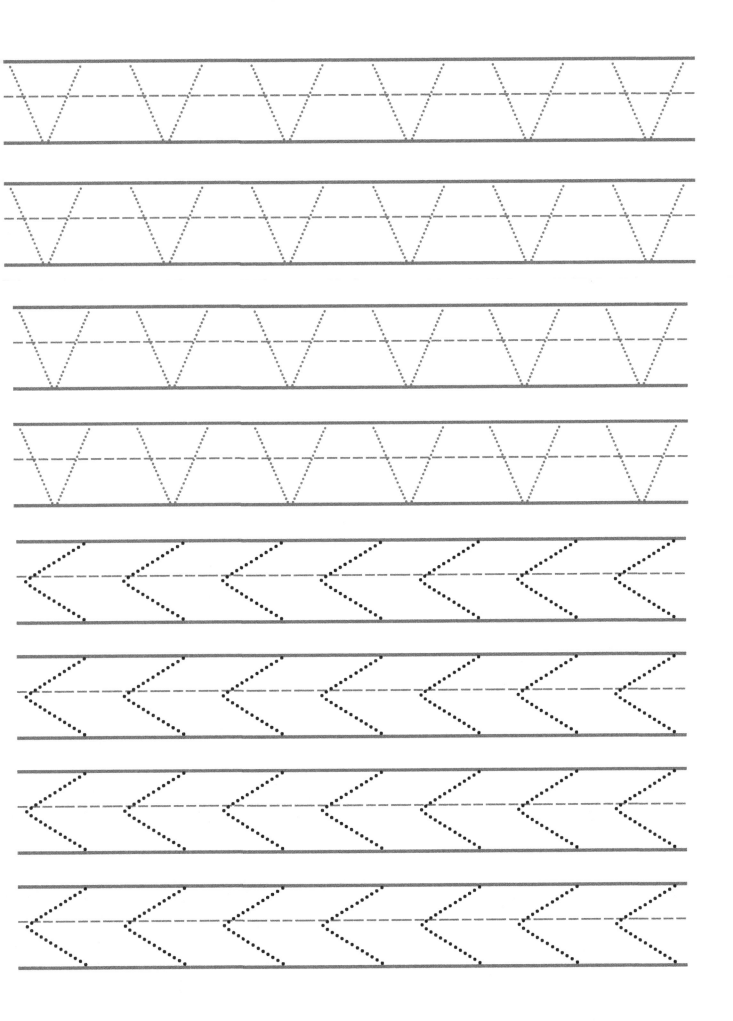

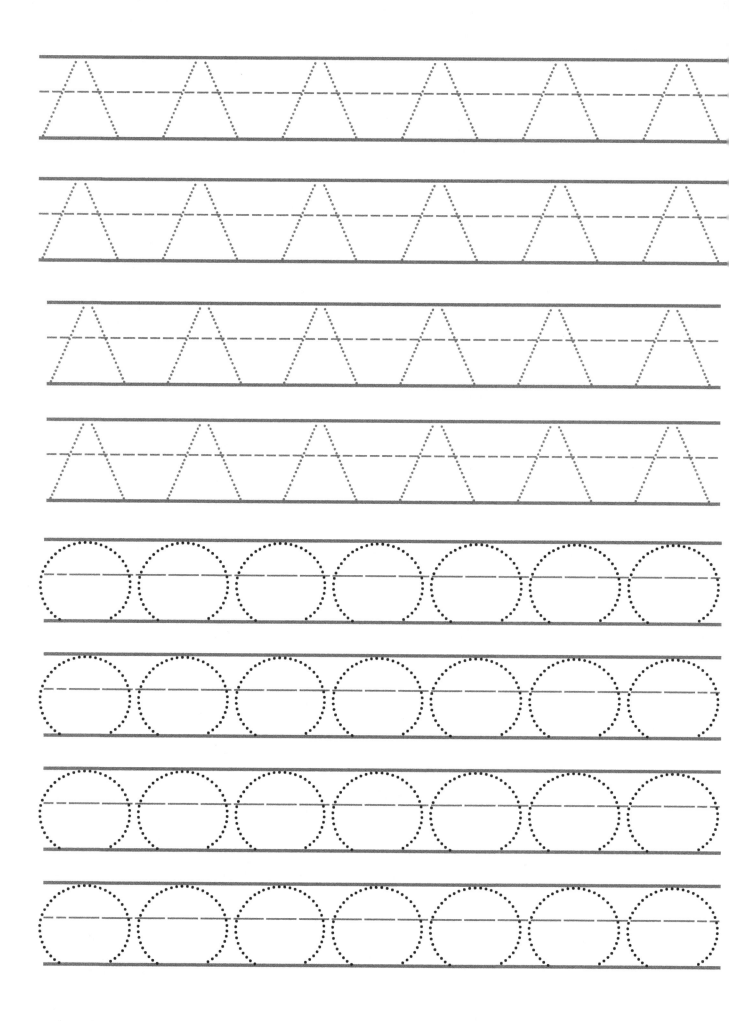

Come give us feedback at
www.facebook.com/guarapress
to get some free content

WANT TO TRACE MORE SHAPES OR
SEARCH MORE WORDS?
CHECKOUT OUR OTHER BOOKS

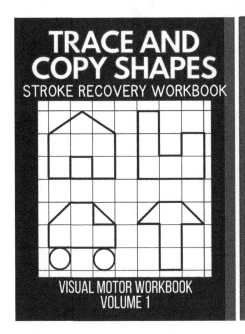

TRACE AND COPY SHAPES
STROKE RECOVERY WORKBOOK
VISUAL MOTOR WORKBOOK VOLUME 1

WORD SEARCH FOR STROKE PATIENTS
STROKE RECOVERY BOOK
VOLUME 1

RELEARN HOW TO WRITE
STROKE RECOVERY BOOK
Alphabet   Aa Aa
Numbers   1 2 3
Words   Yes No
& More   □ △ ○
HANDWRITING WORKBOOK FOR ADULTS

& MORE

ANSWER KEY

EVADE THE IMPOSTORS
ANSWERS

1 | bdpq | PAGE 1

dqbp bdqp dbqp
(bdpq) (bdpq)
bdqp dqbp bdqp
dbqp (bdpq) (bdpq)
bdqp
(bdpq) dbqp dbqp dbqp dqbp
dbqp
bdqp
dqbp (bdpq) dbqp (bdpq)
dbqp
bdqp dbqp dbqp
dbqp (bdpq) (bdpq)
(bdpq) bdqp dqbp bdqp

2 | wvmn | PAGE 2

wvnm (wvmn) (wvmn)
(wvmn) wvnm
vwnm vwmn vwmn
(wvmn) wvnm (wvmn)
vwnm
(wvmn) wvnm wvnm (wvmn)
vwmn
vwnm wvnm vwnm
vwnm wvnm (wvmn) vwmn
wvnm
vwmn vwmn vwmn
(wvmn) vwnm vwnm
vwnm wvnm vwmn (wvmn)

3 | FEMW | PAGE 3

(FEMW) FEWM (FEMW)
FEWM EFMW
EFMW EFMW (FEMW)
EFMW (FEMW)
EFMW EFWM
EFWM (FEMW)
EFMW
EFMW EFMW EFWM
FEWM (FEMW) EFMW
EFWM FEWM
EFMW (FEMW) FEWM (FEMW)
EFWM EFMW EFWM
(FEMW) EFMW (FEMW)
FEWM

4 | eoqp | PAGE 4

(eoqp) oeqp oepq (eoqp)
(eoqp) oeqp
oeqp eopq
eopq oeqp (eoqp) oepq
eopq
oepq oeqp
oeqp eopq eopq (eoqp)
(eoqp)
oepq
(eoqp) oeqp eopq
eopq eopq oeqp
oeqp
(eoqp) oeqp
oepq eopq oepq

EVADE THE IMPOSTORS
ANSWERS

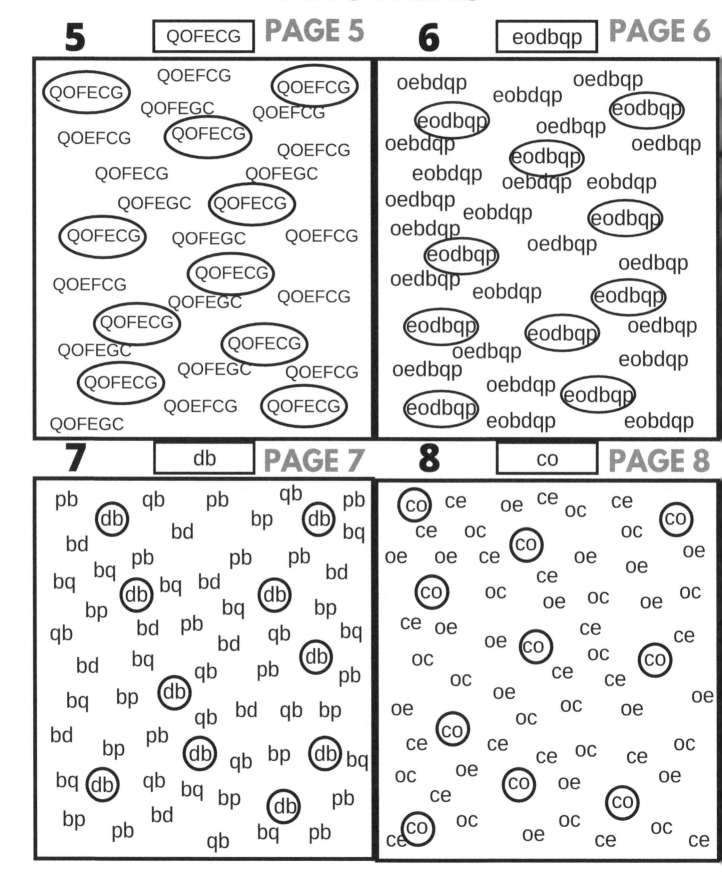

5 | QOFECG | PAGE 5

6 | eodbqp | PAGE 6

7 | db | PAGE 7

8 | co | PAGE 8

AUTUMN ANAGRAM PAGE 12

pkiupmn	→ pumpkin
faetvlsi	→ festival
ipe	→ pie
elesav	→ leaves
heaowlenl	→ halloween
rcdei	→ cider
pslepa	→ apples
lafl	→ fall
ceotmssu	→ costumes
ienfrob	→ bonfire

TOOLS IN THE HOUSE ANAGRAM PAGE 13

llird	→ drill
mharem	→ hammer
kenfi	→ knife
draled	→ ladder
lurre	→ ruler
iossrcss	→ scissors
ewvrcsdrier	→ screwdriver
lehsvo	→ shovel
loost	→ stool
wnhrce	→ wrench

INSIDE THE CLOSET ANAGRAM PAGE 14

lteb	→ belt
asjne	→ jeans
asajpma	→ pajamas
stnpa	→ pants
ohses	→ shoes
rhosts	→ shorts
oskcs	→ socks
wasteer	→ sweater
tsrhi	→ shirt
darernuew	→ underwear

FRUITS ANAGRAM PAGE 15

lpaep	→ apple
corpati	→ apricot
annaab	→ banana
reybr	→ berry
cryher	→ cherry
cceumbur	→ cucumber
pager	→ grape
iwik	→ kiwi
molen	→ lemon
omang	→ mango

MODES OF TRANSPORTATION ANAGRAM PAGE 16

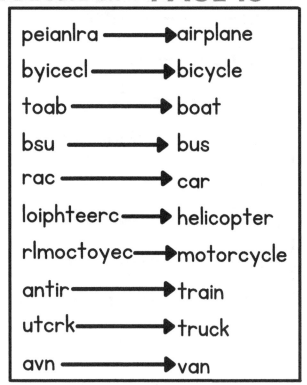

peianlra ——→ airplane

byicecl ——→ bicycle

toab ——→ boat

bsu ——→ bus

rac ——→ car

loiphteerc ——→ helicopter

rlmoctoyec ——→ motorcycle

antir ——→ train

utcrk ——→ truck

avn ——→ van

VEGETABLES ANAGRAM PAGE 17

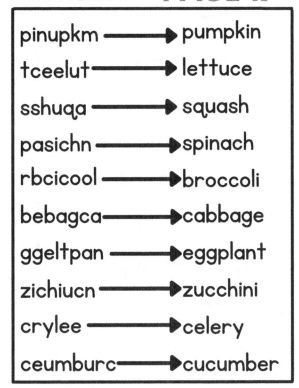

pinupkm ——→ pumpkin

tceelut ——→ lettuce

sshuqa ——→ squash

pasichn ——→ spinach

rbcicool ——→ broccoli

bebagca ——→ cabbage

ggeltpan ——→ eggplant

zichiucn ——→ zucchini

crylee ——→ celery

ceumburc ——→ cucumber

INFRASTRUCTURE ANAGRAM PAGE 18

1. airport
2. bank
3. hospital
4. port
5. office
6. road
7. railway
8. bridge
9. tunnel
10. sewer
11. school

IN THE BATHROOM ANAGRAM PAGE 18

1. bathtub
2. bucket
3. cabinet
4. mirror
5. shower
6. sink
7. toilet
8. soap
9. towel
10. toothpaste
11. toothbrush

IN THE HOUSE ANAGRAM PAGE 19

1. desk
2. printer
3. trash can
4. mirror
5. frame
6. doormat
7. quilt
8. umbrella
9. sofa
10. chimney
11. dustpan
12. iron
13. chair
14. fan
15. door
16. silverware
17. bed
18. dryer
19. curtains
20. candle
21. broom
22. mop
23. laundry
24. basket
25. stairs
26. pans
27. faucet
28. television
29. picture frame

TRAVELING ANAGRAM PAGE 20

1. luggage
2. packing
3. airport
4. travel
5. sunscreen
6. passport
7. resort
8. hotel
9. tourist
10. customs
11. road trip
12. sleeping bag
13. map
14. camera
15. hiking
16. tanning
17. swimming
18. shopping
19. vacation
20. holiday
21. suitcase
22. relaxation
23. tour
24. itinerary

WINTER ANAGRAM

PAGE 21

Draw a line from each scrambled word to the unscrambled word.

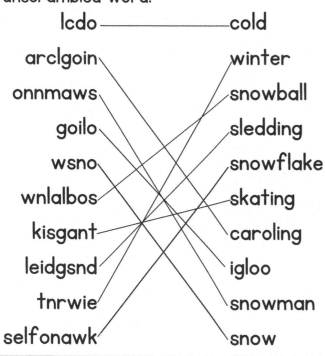

lcdo	cold
arclgoin	winter
onnmaws	snowball
goilo	sledding
wsno	snowflake
wnlalbos	skating
kisgant	caroling
leidgsnd	igloo
tnrwie	snowman
selfonawk	snow

IN THE KITCHEN ANAGRAM

PAGE 22

Draw a line from each scrambled word to the unscrambled word.

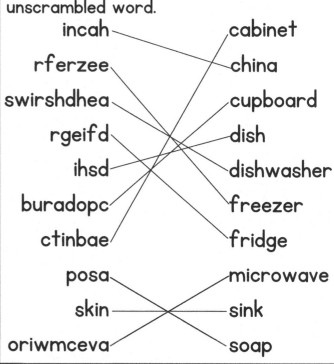

incah	cabinet
rferzee	china
swirshdhea	cupboard
rgeifd	dish
ihsd	dishwasher
buradopc	freezer
ctinbae	fridge
posa	microwave
skin	sink
oriwmceva	soap

IN A STORE ANAGRAM

PAGE 23

Draw a line from each scrambled word to the unscrambled word.

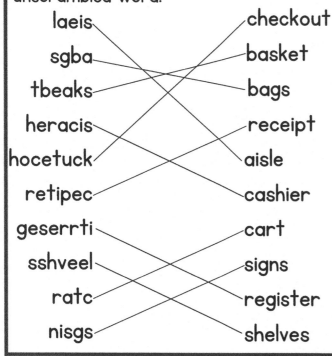

laeis	checkout
sgba	basket
tbeaks	bags
heracis	receipt
hocetuck	aisle
retipec	cashier
geserrti	cart
sshveel	signs
ratc	register
nisgs	shelves

IN GRAMMAR ANAGRAM

PAGE 24

Draw a line from each scrambled word to the unscrambled word.

cormany	antonym
adejvetci	noun
ytnmoan	acronym
poropetinis	sentence
onnu	adjective
escnteen	preposition
nellpsig	synonym
nymnyos	spelling
ebvr	adverb
rdevab	verb

IN A RESTAURANT ANAGRAM

PAGE 25

Draw a line from each scrambled word to the unscrambled word.

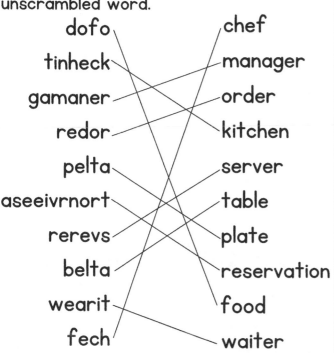

dofo	chef
tinheck	manager
gamaner	order
redor	kitchen
pelta	server
aseeivrnort	table
rerevs	plate
belta	reservation
wearit	food
fech	waiter

TRAFFIC & DRIVING ANAGRAM

PAGE 26

Draw a line from each scrambled word to the unscrambled word.

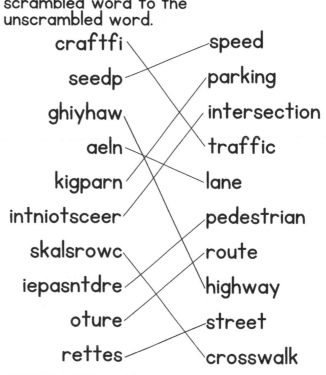

craftfi	speed
seedp	parking
ghiyhaw	intersection
aeln	traffic
kigparn	lane
intniotsceer	pedestrian
skalsrowc	route
iepasntdre	highway
oture	street
rettes	crosswalk

CRYPTOGRAMS

1. Good things will happen PAGE 27
2. Fall down seven times, stand up eight PAGE 27
3. You can do it PAGE 28
4. Hope you have a nice day PAGE 28
5. Four times four equals sixteen PAGE 28
6. Showers spark creativity PAGE 29
7. Sharks existed before trees PAGE 29
8. Twenty minus seven equals thirteen PAGE 30
9. Two plus four equals six PAGE 30

WORD WHEELS

WORD WHEEL ANAGRAM 1

LADDER	DARE	LADE
RADDLE	DEAD	LEAD
LADLE	DEAL	RALE
DREAD	DEAR	ALE
ADDLE	REAL	ARE
READ	EARL	EAR
LARD	DALE	ERA

WORD WHEEL ANAGRAM 2

SHOWER	WHOSE	SHEW
HERO	SHOE	SHOW
RESOW	WORSE	WHOS
HORSE	EROS	WOES
SHREW	HOSE	WORE
SWORE	ROSE	ORE
WHORE	ROWS	ROW

WORD WHEEL ANAGRAM 3

FLOWER	FOWL	OLE
REFLOW	LORE	ORE
FOWLER	LOWE	OWL
LOWER	WOLF	ROE
ROWEL	WORE	ROW
FLOW	FLO	WOE
FLOE	LOW	ORF

WORD WHEEL ANAGRAM 4

PLACES	PACES	SPACE
PLEASE	PEALS	APES
ESCAPE	PLACE	CAPS
CAPES	SCALE	CASE
CLAPS	SCALP	PALE
CLASP	LAPSE	PALS
LACES	LEAPS	PEAS

WORD WHEEL ANAGRAM 5

GROUND	GURN	URD
ROUND	DRUG	URN
ODOUR	RUNG	RUN
GOURD	UDON	OUR
DOUR	UNDO	RUG
DUNG	DUG	DUO
DURN	GUN	RUD

WORD WHEEL ANAGRAM 6

GOLDEN	DOLE	LONE
DONGLE	DONE	NODE
LONGED	GELD	DEN
LODGE	GONE	DOE
OGLED	LEND	EGO
OLDEN	LODE	END
DOGE	LOGE	GEL

PAGE 37
WORD WHEEL ANAGRAM 7

TAILOR	LIRA	AIR
RATIO	LIAR	ART
TRAIL	ORAL	OAR
TRIAL	RAIL	OAT
IOTA	TAIL	RAT
LAIR	TORA	TAO
LAIT	TALL	AIL

PAGE 38
WORD WHEEL ANAGRAM 8

SILENCE	SENSE	LENS
LICENSE	LIENS	ELSE
SELENIC	LINES	ICES
SCIENCE	SINCE	ISLE
SCENIC	SLICE	LICE
NIECES	SCENE	NICE
SENILE	SEINE	SEEN

PAGE 39
WORD WHEEL ANAGRAM 9

IDEALS	IDEAS	IDES
LADIES	DIALS	IDEA
SAILED	DELIS	DAIS
DIESEL	AILED	LAID
AISLE	IDLED	LIDS
AIDES	SLIDE	LIED
ASIDE	ISLE	SAIL

PAGE 40
WORD WHEEL ANAGRAM 10

LATEST	EATS	TASE
LEAST	LATE	TALE
SLATE	LETS	LEST
STEAL	SALE	ATE
TALES	SATE	LET
TEALS	SEAT	SEA
TEASE	EAST	TEA

PAGE 41
WORD WHEEL ANAGRAM 11

ABSENCE	SCENE	BASE
ENCASE	SENSE	BABE
ACCESS	ACNE	SANE
BANES	BEEN	ACE
BEANS	CASE	BEE
CANES	EASE	SEA
CEASE	SEEN	SEE

PAGE 42
WORD WHEEL ANAGRAM 12

SYMPTOMS	MOPPY	TYPO
TOPMOST	POSTS	MOMS
SPOTTY	SPOTS	MOOT
STOMP	POMP	MOSS
STOOP	POOP	POSY
MOTTO	SOOT	TOYS
MOMMY	STOP	SPY

vwvwvvvwvwvvwvv	9
vvwvvvwvwwvvwv	9
vxvwvvxxvvvwwvvv	9
xxvvvxvxvvxvvxvv	10
mvmvvvmvvvnvv	10
vnnvvvnvvvnvnvnvv	10
wvvwvwvvvwwvwv	8
nnmvnvvnvnvvmvv	8
vmvvvmvmvvmvvv	10

dppbpdbpdbpdbdpb	6
pbpbpbbbppbbbpbb	6
pbpbdbdpbdbpdbdb	4
poopoppbddodppbp	7
qqpqpqpppqppqpqp	9
pqpqpqpqpqqqqppp	8
ppqqpqpqpqpppqpq	9
ppqpqpqpqpqpqppq	9
ppbpbpbpbpbpdbpp	9

o0oo0o000ooo0ooo	10
poopoopoppooppoo	9
qoqpoqpoqpopqopq	5
bopbobpoopbooopoo	8
oo00o0oo0ooo0oo0	10
ooopopqpoopopoqo	9
booobobooobobbobo	9
qooqooqoqoqooooqo	10
ooppopoooopopopo	10

nmnnmnmnnmnmn	8
nmnnnmnnnmnm	9
mnmnnmnnmnnnm	8
nnnnmnmnmnmnm	8
nmnnmnnmnmnmn	8
nmmmnnmnmmnn	6
nnmnmnmnnnmnmn	8
nmmnmnmnnmnm	6
nmnmnmnmnmnnn	8

VISUAL DISCRIMINATION 5

oeoeoeeoooeoeooo	6
eeoeoeeoeooeeeoe	10
eoeeoeooeoeeeeoeo	9
eeoecoececececeoc	8
ceeeceececececeec	10
ececeececececececc	9
eeceececeeececeec	11
eececeeececeecece	11
eoeoeoeoeeeeoooeo	8

VISUAL DISCRIMINATION 6

coeccoceooccccoecc	9
coeceocceeccceoec	8
ceoccceocccoeceoce	7
ceccecccececececcc	12
ccececeecececeocc	9
ccecececcceecceccec	11
cocoececececceccec	10
ccecocececoccecccce	11
cecececcceceocccceee	10

VISUAL DISCRIMINATION 8
Draw the correct time on the clocks to match the time below.

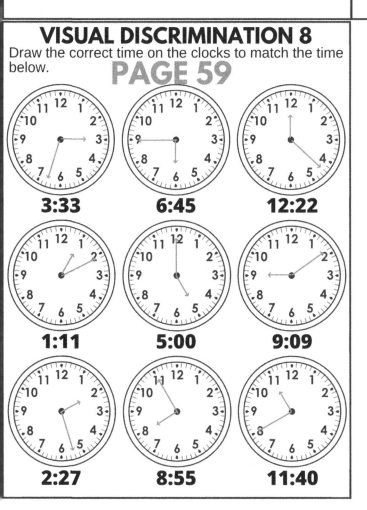

3:33   6:45   12:22

1:11   5:00   9:09

2:27   8:55   11:40

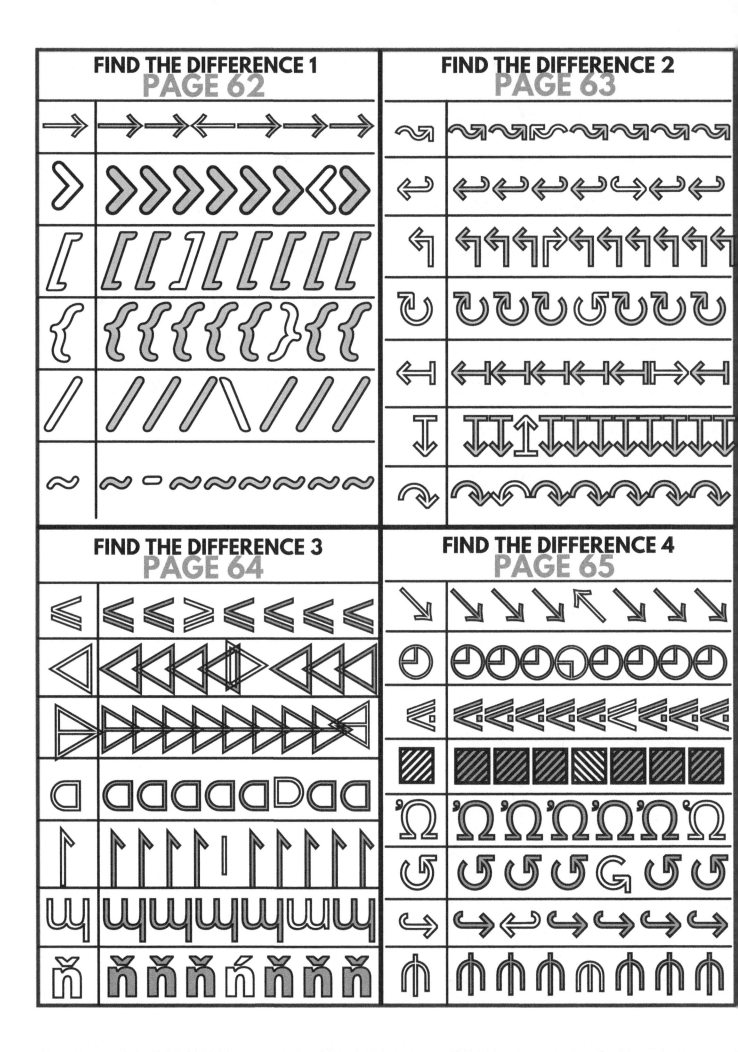

FIND THE DIFFERENCE 1
PAGE 62

FIND THE DIFFERENCE 2
PAGE 63

FIND THE DIFFERENCE 3
PAGE 64

FIND THE DIFFERENCE 4
PAGE 65

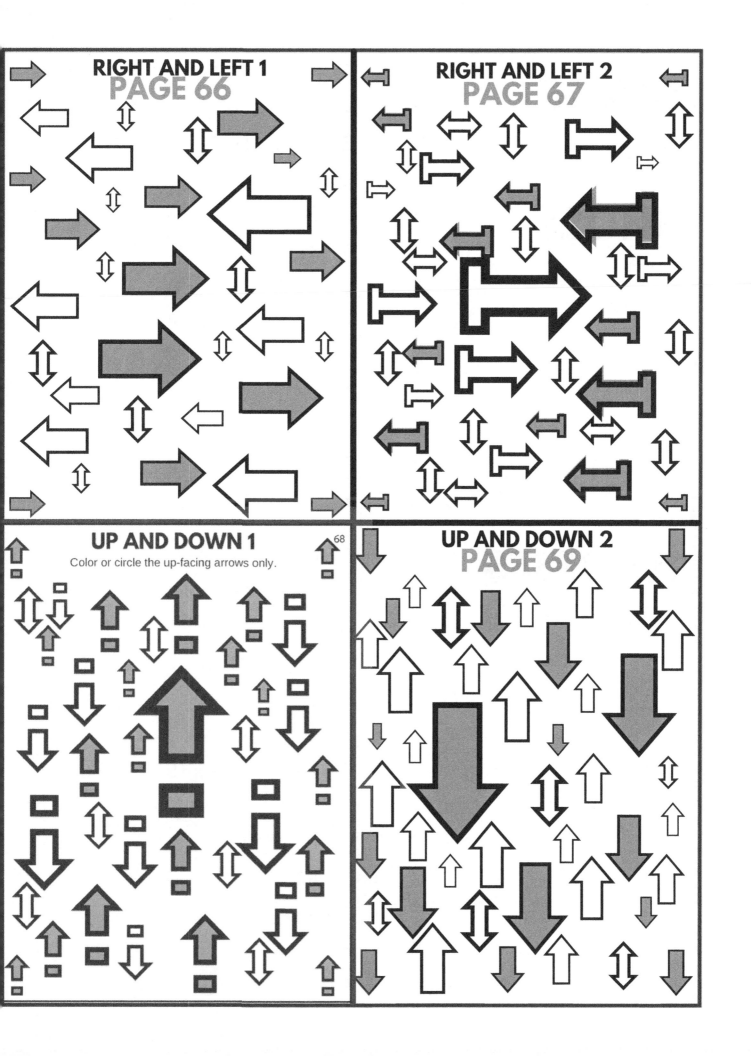

RIGHT AND LEFT 1
PAGE 66

RIGHT AND LEFT 2
PAGE 67

UP AND DOWN 1
Color or circle the up-facing arrows only.
68

UP AND DOWN 2
PAGE 69

KINDS OF SHOES

PAGE 70

```
U A B Z M T E W J H G Y V
P H N V O P O C O R Z S S
Q C S B B Y D N F G J M N
R O T L O A F E R S I H E
B H I D O H L C H M B W A
N Y L B T C I R E Y F J K
H E E L S C P G W Q D X E
G T T A R L F D P Y N G R
N H T Y G S L I P P E R S
O R O F P F O N Z C C N C
K G S I M B P L L D F B I
S A N D A L S G V P T X A
O W E X Z Z U L B G K Q X
```

HOBBIES

PAGE 71

```
E U L F Q T T O P D O E N
G O O Y Y Y N R X J X L M
D P H O T O G R A P H Y S
J Q K Z C G I Q L L J G H
O W F B S A P N T Z N V G
P U I S F H K N U E P K A
A E S E P Y D W S P B N R
H X H W Y O D R M O R I D
G D I I A H R I A E K T E
X Q N N K Y K T D W O T N
J I G G A I B I S F I I I
X R E R G K N N X I D N N
Y R E A D I N G H P V G G
```

PARTS OF A FACE

PAGE 72

IN THE KITCHEN

PAGE 73

```
N A K R P C H I N Q N M A
A E F O R E H E A D Z F K
A K T E M P L E B B Y G S
W T Q M J F H Y E N Q Z B
R V I F P I Z E Z K O B M
V B I L F X M L I P S S S
O U E N A N R A G T E Y E
F G L F V B Y S M E X E A
K B B B X T X H U L F G R
M S O C E W E U A U O J P
U S P G Z Z K Y B I Z I I
M S D Q H Q E Y E B R O W
W V N M O U T H Y U T R T

L T G G Y T F K O Y E P F
S P F P X R S Z U V G Z
E U W A X O D I I O R S K
F T S X C L G B P W P P K
Z B K R I P O T O L Z A K
Z Y P K O O B P T W C T N
F O R K M X J B N E L U S
D O D Y N V X I P J P L P
E T O L J I O Z O P X A O
P G K D G D F H J N K Q O
J M Q P L A T E A W M E N
L P Y N Q V Q J L R C F M
P Y I L L H U W Z R L J Y
```

BANKING
PAGE 74

```
H W O C A S H I V J I T V
K U H F H E E T D U M S A
R X I N T E R E S T W F U
H T Q S D L C R J B M E I
V B I V B A N K M M B H K
H B S F N I T M A O O O Q
Y U R D B B O D C N D H J
P S V B A L A N C E D R P
V I Z L K F E W O Y P V N
P N O D K J Y D U U K O M
F E E S F L O A N U A T S
J S D E P O S I T T Y U L
O S A T M O Y N T B D J M
```

VEGETABLES
PAGE 75

```
X Z E M J R U Q G B X C I
A I P O Q L O P L L J L O
E W O K M C E L E R Y E V
D I T L E S G P F Q N T H
R W A B E Q G U L V I T V
D I T Q S C P Z L P Q U H
B R O C C O L I N G I C V
D T M Y Q C A B B A G E R
Z U C C H I N I L E D X A
D C A R R O T D X S A K D
G T U T B P U M P K I N I
C Q R U R S B S D Q A F S
U K O G B W S P I N A C H
```

DESSERT
PAGE 76

```
I P H C T J I M P K B E V
D L Z X A O I Z C A K E S
U F J L I R Q E N H U H H
M R R Y I P U D D I N G E
R C Y U J X I J C B E P R
C O Z U U O H E U H C A B
D O U G H N U T S T L S E
N K B K Y Q L R T R I T R
C I D B H W J L A U B R T
O E J Q L N P A R F A I T
P S X V H E H J D X W E P
G A S O A E R G A S F S G
D B U G U H P J Z N S X L
```

CLEANING
PAGE 77

```
S I P O Z W J C K Z C P A
S B Q W J O Q I X U X F A
V P E I Z G P P Y B O J B
N M O P W L Z X M Q L C O
B P W N N O Q C I K E I Y
L J N D G V S A D U K D N
L R O I M E O T V G J U R
R A G S Z S C R U B F H V
B R O O M I P N G O B X G
L Q E A J V E R M N R Q S
K N D P E Y I V A C U U M
P U R I B O Z O R O Y S Y K
F U G D P Q F G Y E H D S
```

MORNING
PAGE 78

```
S M B Q D P C P A G T V L
Q R M R R S S V C L Z S X
P I O K E K Q R C Q A T E
E X L R S A D H W T N R Y
K K G X S X K O G M C E M
S U N R I S E F D G V T C
G H E J N D C F A Y K C N
Q O O Q G O E Y A S I H L
W C O W A N F B A Q T I M
C O F F E E W J E W Z N
Y J U E B R U S H I N G M
U D T N O O W T S H I J F
E R H T O O T H B R U S H
```

EMOTIONS
PAGE 79

```
A P J S U R P R I S E D O
D P M Y L K O O U Y V E A
M B E A B R Q R T P N P A
C O M E N Q A Z K C S R J
O D D R B X A N N O Y E D
A I T W G X I R I N Q S T
A W J M B D S O I F V S W
S O B A A U U J U U P E D
P C G W B I K C A S A D I
W V A C O N F I D E N T M
P I T R R S Y M H D G H N
X H R G E A H H D A R A I
Y C X H D D H A P P Y O T
```

HEALTHY RELATIONSHIPS
PAGE 80

```
V  B  Z  H  O  N  E  S  T  Y  G  X
U  X  R  H  M  E  Z  R  T  H  X  F
D  B  A  E  C  J  O  V  D  U  E  X
S  R  R  E  S  P  E  C  T  M  I  H
H  U  E  M  P  A  T  H  Y  O  D  F
S  M  J  U  U  C  R  Z  G  R  D  A
L  I  S  T  E  N  I  N  G  F  M  I
Q  X  W  F  Y  I  V  G  K  T  X  R
C  O  M  P  R  O  M  I  S  E  B  N
M  A  X  U  J  E  C  U  P  K  A  E
B  O  U  N  D  A  R  I  E  S  S  S
B  G  H  N  K  T  B  K  B  X  Y  S
```

ORGANS
PAGE 81

```
K  K  I  D  N  E  Y  S  Z  D  L  D
D  A  V  B  L  A  D  D  E  R  I  D
C  E  N  R  O  B  R  R  V  Y  V  L
N  Z  E  A  C  N  L  U  C  U  E  H
P  H  R  I  O  B  E  R  K  G  R  S
O  U  I  N  Z  I  Q  S  E  M  M  K
R  D  R  W  N  J  G  T  R  S  S  I
T  I  E  Z  Q  N  W  O  J  W  O  N
S  D  O  B  U  M  D  M  V  C  W  M
L  F  J  L  Z  P  Y  A  C  Z  D  K
C  Y  A  V  I  X  B  C  B  P  E  L
Q  L  C  L  J  X  Q  H  E  A  R  T
```

IN THE GARDEN
PAGE 82

```
Q T N I E D P Y A F Y L
F L O W E R S E N W S L
J Z E W A B O B Z U B T
Z Z E A R T L O B Y N R
Z R R E F U E B T D E F
P U H U B M M R H S T J
M B O P P O L B O M W
R T J E Y N L Z M I O Y
T M V E G E T A B L E S
M S N G T F B M N H U Z
P N D S H R U B N T I Y
D O P E E M K W L V S G
```

GARDENING
PAGE 83

```
Y M S Q Z I T Y L F Q J
D N M A N U R E C M G G
P L X A I Z O B I Q R L
G D S F L O W E R P O T
W I T B A L E I U N K I
Q G U R W H L D D V H P
O G E H S Q L P S P O N
R I H I S P A D E H S Q
N N E N G L O V E S E U
P G C M Q E M S D E C D
H F R S H E A R S D T F
M V V S N O A K L W V C
```

FOOT
PAGE 84

```
C S M G B T Z H I W G C
G H O J P A M L G I X C
D S Z L B E A M C V T L
C S H O E S O G Z D U W
C R A M P S D F X I T X
K C U X E T N C K I Z S
J N C V R U H V U L J O
V E R V J B I R J E H C
S E E U M A S S A G E K
N Z C T Q B F B O N E S
O I F O O T H R A T L O
X L B E C B W J C X K B
```

ROMANCE
PAGE 85

```
E B E C Q T O U C H J D
W A R M T H R V O D H E
W D Y Z N U G S M X V X
U K G Q G G Y M P O W J
B T J Y Q S M I L E G L
J J O P A B W N I D E M
L P N V I H P V M W U O
V O W S F L O W E R S M
X H H T K Y Y N N S O E
E W D A F F E C T I O N
I W C A N D L E S S O T
S M B N W I N T L U D S
```

WELLNESS

PAGE 86

GADGETS

PAGE 87

```
B V H C X A P L I D M Z S J
U R P U D L X H G V V I T W
H V E R W P C K E O M X R D
G V D A U L X V T A B W E G
O T X H T M C L W B L U T M
K V B C J H T W F S Y T C N
M Q A I Y Z I Q M J Z C H H
A A L G X Y H N P I W C E Q
W I A U L I S B G O A L S D
Z N N I X T C N C P T J N L
Z A C T I V I T Y M E C R F
J U E X E R C I S E R W L V
P Q K W A L K I N G V W P I
O N R C Y K G A O Y C G D V

L V Z R H R W I B V K R N S
X O T F V T D A Z K E H F G
P T Y R Z J R Z L D C L D P
H C P T L L I A R K O G J S
R E E U B O O M X M Z Y Q
D Y W C J F C F G A P A H H
R C R J G M F Q D C U C N T
N T I C A L C U L A T O R W
Q S T C D Y V R C M E M L S
B C E L L P H O N E R U A I
A K R F G C I A Z R C A C X
N V Y J V D G K P A G E R X
G I J G A H J O Y U V Z A P
G X P R S W M K S X O S B B
```

COMMON PREPOSITIONS
PAGE 88

```
H R W Y U P V M S A J J
C A A A U O Z K M H I B D
Z P L K A Y L Y T K T H O
E D K Z B X N A B O U T F
D M T H O R E C F B A P W
L Z K V V N J R V T B V U
Z J B U E O K O T Y E Q U
M W W B K O C S W G T R E
O J R X J K N S I P W N K
I L B E S I D E F I E I P
A B R O A D Z N L L E O C
U Q W G P D B E Y O N D T
M W A X O O F G L C B Z R
```

WAYS TO COOK AN EGG
PAGE 89

```
P A X S L Q H D N F Y L B
Y K S C V F E H A R D R Q
M M I R N S X J W I E C J
J A O A R V H S K T B B O
W Y B M H I B A S T E D R
D F E B E P A V U A G N F
O H L L Z S O F T T K O B
A J T E O V E R E A S Y B
X N M D U P P I X Q K L O
K P S O M E L E T T E S I
Z X F U Z T W D O U N W L
U P P L J A G Y X G R S E
J Z K X E W P O A C H E D
```

MOST COMMON WORDS 1
PAGE 90

MOST COMMON WORDS 2
PAGE 91

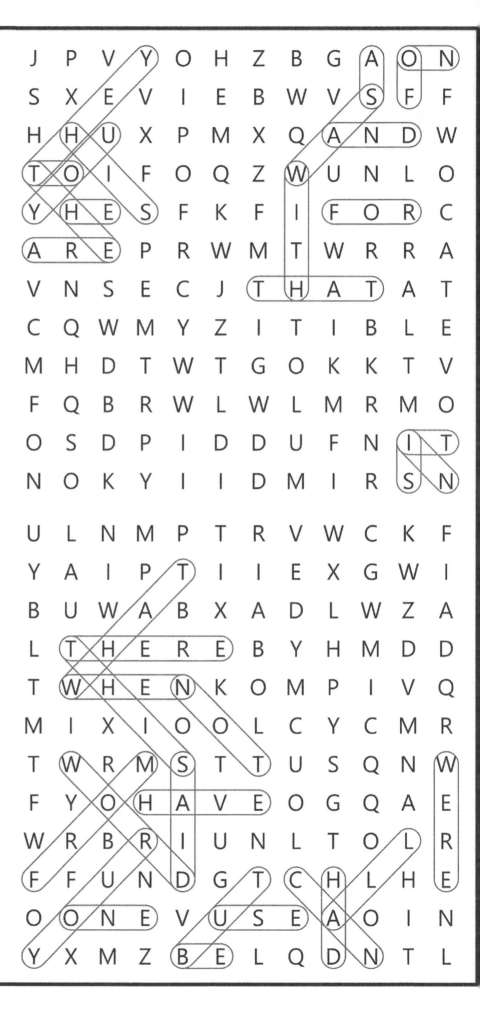

Top-left grid:

```
A T M A T M A A T
M A T T A T A A T
A A T M A M A M M
T T A A T A A M M
A M T M A M M T T
A M M M A T M A M
```

Top-right grid:

```
H A A T T A A H A
A H H T A T H A T
H T H H A T H H A
A H T T H T A A A
T A A H T H T H T
T A A H A H A T A
```

Middle-left grid:

```
A T H A T H
A T A A H T
A H A A T A
H A H T T A
A T T A A T
H H T A A T
T H A H A A
H A T A T A
H A A H A T
```

Middle-right grid:

```
A M A T M A
T T A T M A
T A A T T M
A A A T M M
A T T T M M
A M A A M T
M A M A T T
A M M M A M
T A M A T T
```

Bottom-left grid:

```
T A T M A M M A T
T A T A A T A A T
A A T A A A T A A
A T T A A A T M T
M M M A T T M A T
M M A T T A T A T
```

Bottom-right grid:

```
H A T T A A H A A
T H H T T A A T A
T A A A H T H A A
H T A A T H T A T
A A H T H H R T T
A A H A H A T H H
```

Find all the DOG and KEY words

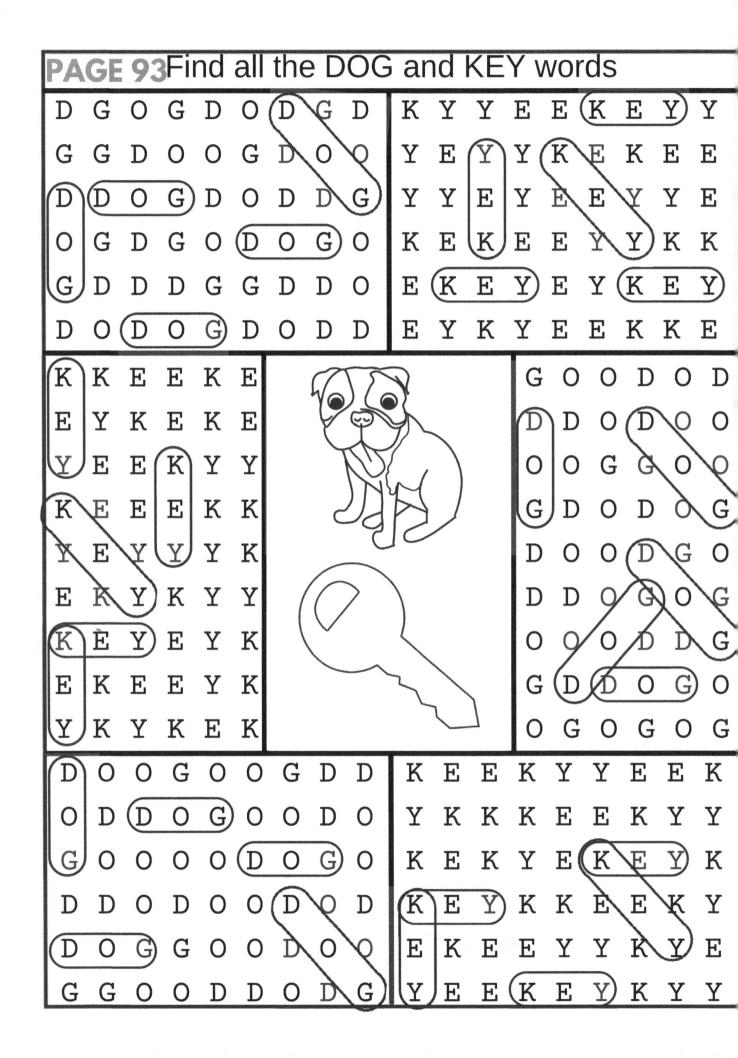

FIND THE LETTER D

```
C F L E M I N G R E K L A W X A W R
H T A B M I L E S C E R W D J P F G
T E S M K A O R C P L A C P B G L A
S M C Y Y D R C C Q R K U M I X R S
C E L C I R R G Q L I E J K L Y W L
A A H E W O O D S T O D A C A Z M G
R G O O F R I A S S G Y C E V Q A D
V W T A P E Q J N W A E K X V E E W
E A C S G E L O B T E R S P A W L M
R D N E A B O Y K I N O O T R T N O
R I V N A C I T N N D I N C E Y I U
A C I O K M A I O T E E P R K I Q R
X J O J F Y I S O J R A Q N E O S A
U Y G W J F D R E W M P V E N P C S
V W X H U I P B N O R E H E N U B W
X J O O V Z I C O J B A Q N A N Z A
U Y G A J F J E O I J P V E B D K L
X J D O F Z I C B J W E S T S M I O
E E P R K O P M I E S C Z I O U T Y
```

FIND THE LETTER A

```
C F L E M I N G R E K L Q W X F W R
H T A B M I L E S C E R W D J P F G
T E S M K P O R C P L J C P B G L A
S M C Y Y D R C C Q R K U M I X R S
C E L C I R R G Q L I E J K L Y W L
L A H E W O O D S T O D Q C N Z M G
R G O O F R I Q S S G Y C E V Q P D
V W T E P E Q J N W A E K X V E E W
E L C S G E L O B T E R S P B W L M
R D N E A B O Y K I N O O T R T N O
R I V N S C I T N N D I N C E Y I U
A C I O K M H I O T E E P R K I Q R
X J O J F Y I S O J R A Q N E O S A
U Y G W J F D R E W M P V E N P C S
V W X H U I P B N O R E H E N U B W
X J O O V Z I C O J B Z Q N L N Z A
U Y G A J F J E O I J P V E B D K L
X J D O F Z I C B J W E S T S M I O
E E P R K O P M I E S C Z I O U T Y
```

FIND THE LETTER O

```
C O K C K I L F P E Q W I T D Z Y I
X V G P N P H R D R L Q W X F W R Z
H T A B M I L E S C E R W D J P F G
T E S M K G B U S A K H C T A I R F
T X X F X P U F U A P B G L A D V W
S M C Y Y D R C C Q R K U M I X R S
C E L C I R R G Q L I E J K L Y W L
L A H E W S O D S T P D Q C N Z M G
R G O W F R I Q S S G Y C E V Q P D
V W T E P E Q J N W A E K X V E E W
E L C S G E L O B T E R S P B W L M
R D N E A B S Y K I N W Y T R T N O
R I V N S C I T N N D I N C E Y I U
A C I O K M H I Q T E E P R K I Q R
X J T J F Y I S O J R A Q N E O S A
U Y G W J F D R E W M P V E N P C S
V W X H U I P B N S R E H E N U B W
U Y G A J F J E O I J P V E B D K L
X J D O F Z I C B J W E S T S M I R
```

FIND THE LETTER Z

```
X G J C O G Z C Q J P D W V A B I T
X V G P N P H R D R L Q W X F W R Z
H T A B M I L E S C E R W D J P F G
T E S M K G B U S A K H C T A I R F
E G Q V A Z X E Q R E L A S M Q N G
S M C Y Y D R C C Q R K U M I X R S
C E L C I R R G Q L I E J K L Y W L
L A H E W S O D S T P D Q C N Z M G
R G O W F R I Q S S G Y C E V Q P D
V W T E P E Q J N Z A E K X V E E W
E L C S G E L O B T E R S P B W L M
B V J V Z H U P X F U R Y H E K O N
R I V N S C I T N N D I N C E Y I U
A C I O K M H I Q T E E P R K I Q R
F L P S H G S X D R X I Z C T X E S
Z Y G W J F D R E W M P V E N P C S
F N X T O F T B E K I Y Z D M T Y E
U Y G A J F J E O I J P V E B D K L
X J D O F Z I C B J W E S T S M I R
```

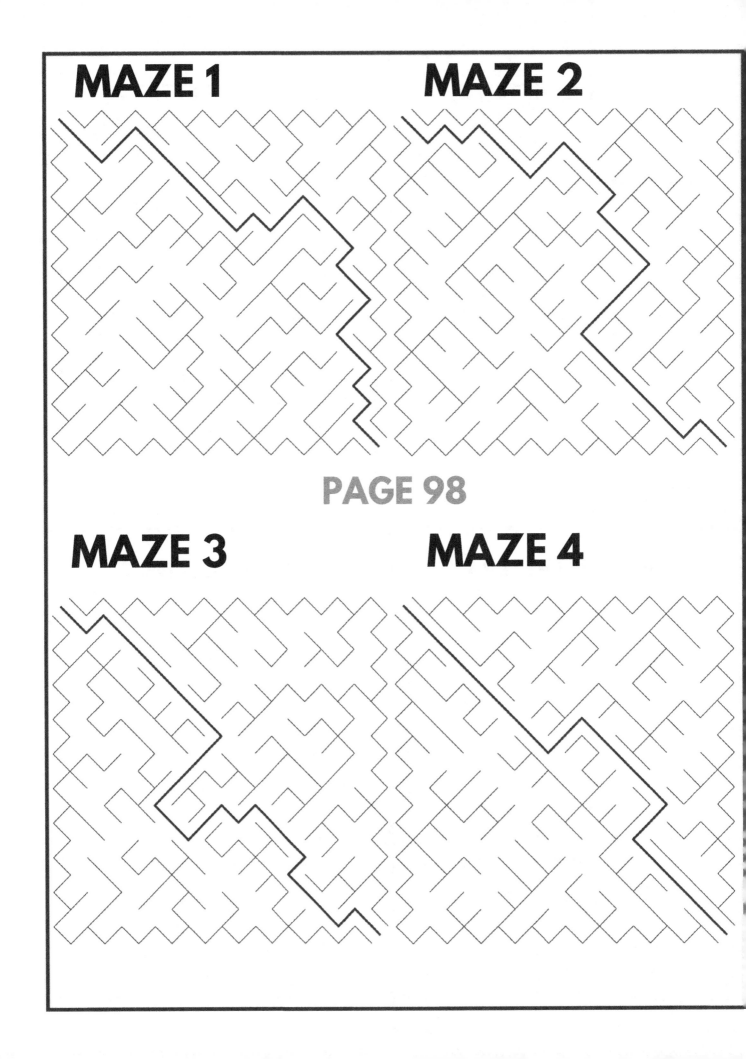

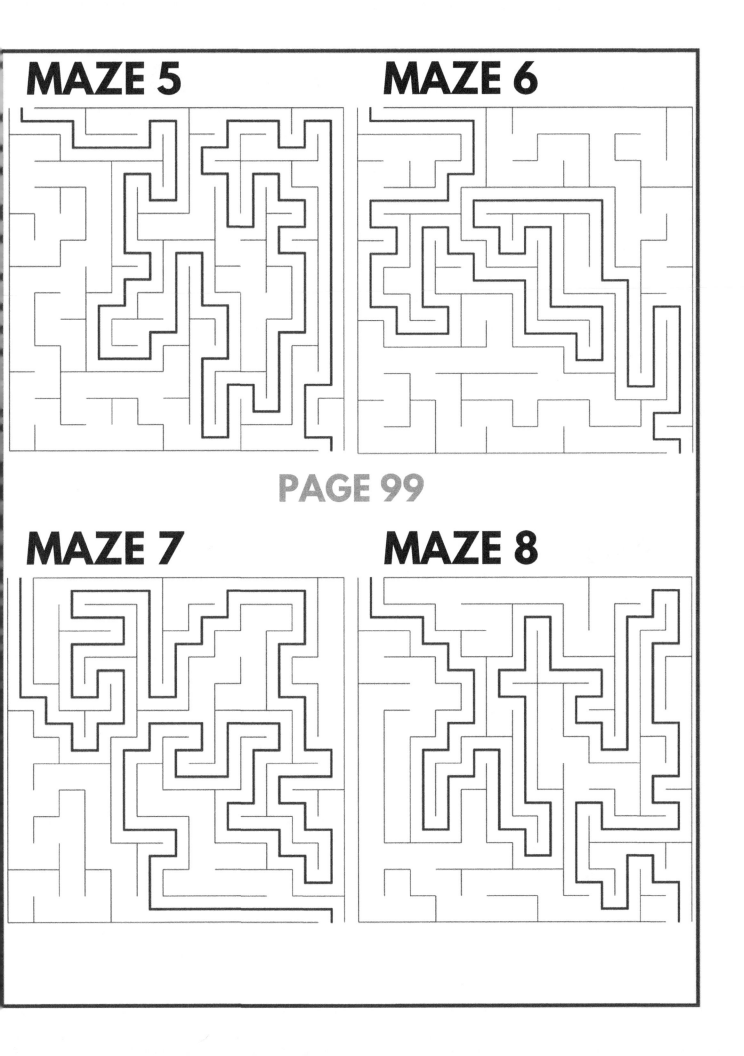

MAZE 5

MAZE 6

PAGE 99

MAZE 7

MAZE 8

MAZE 9

MAZE 10

PAGE 100

MAZE 11

MAZE 12

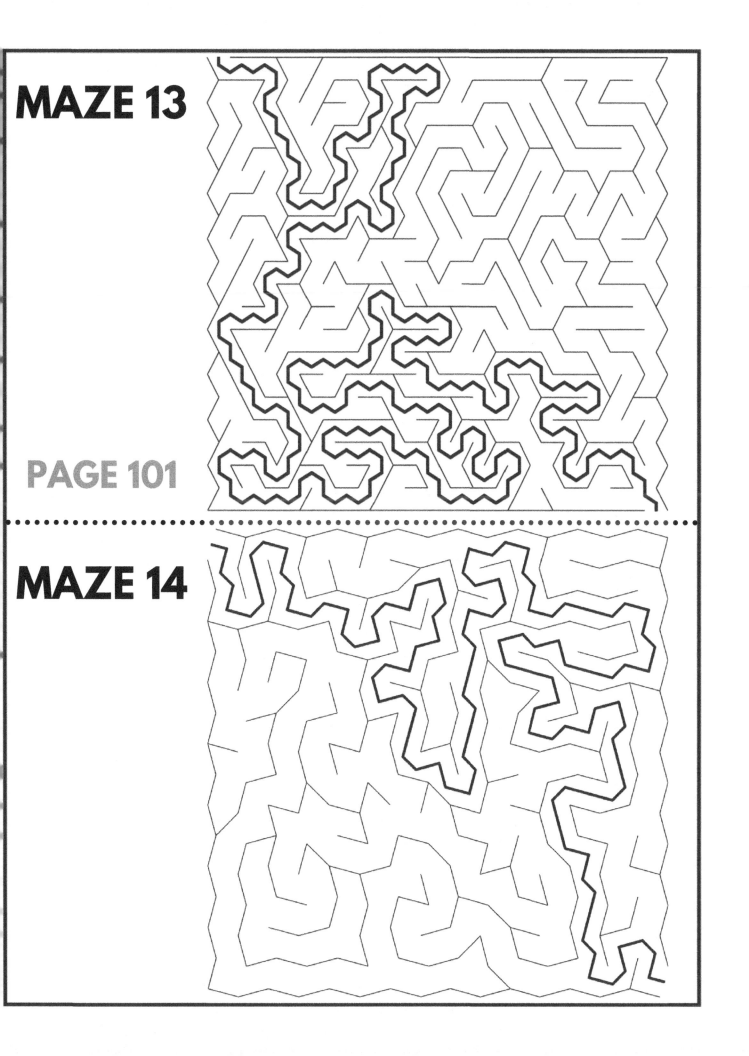

MAZE 13

MAZE 14

MAZE 15

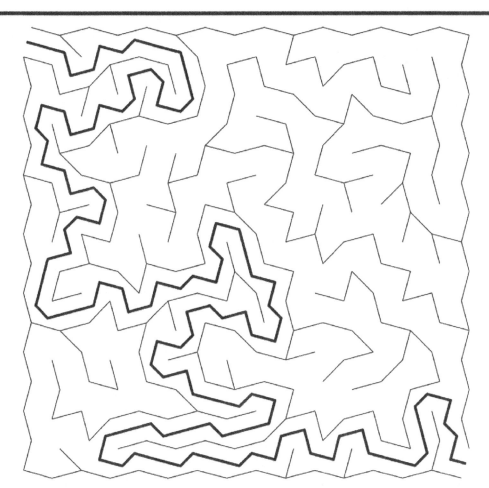

PAGE 102

MAZE 16

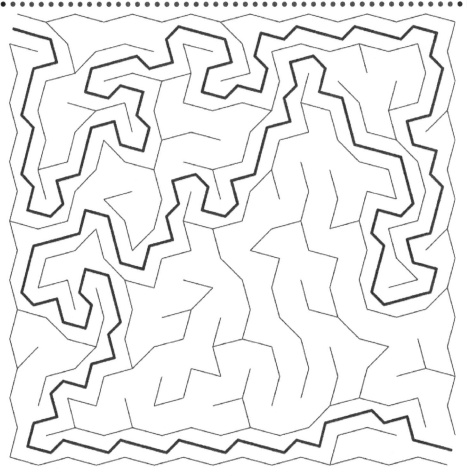

MAZE 17

MAZE 18

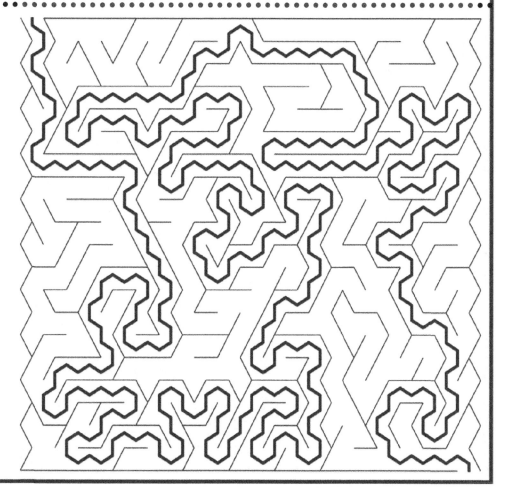

MAZE 19

PAGE 104

MAZE 20

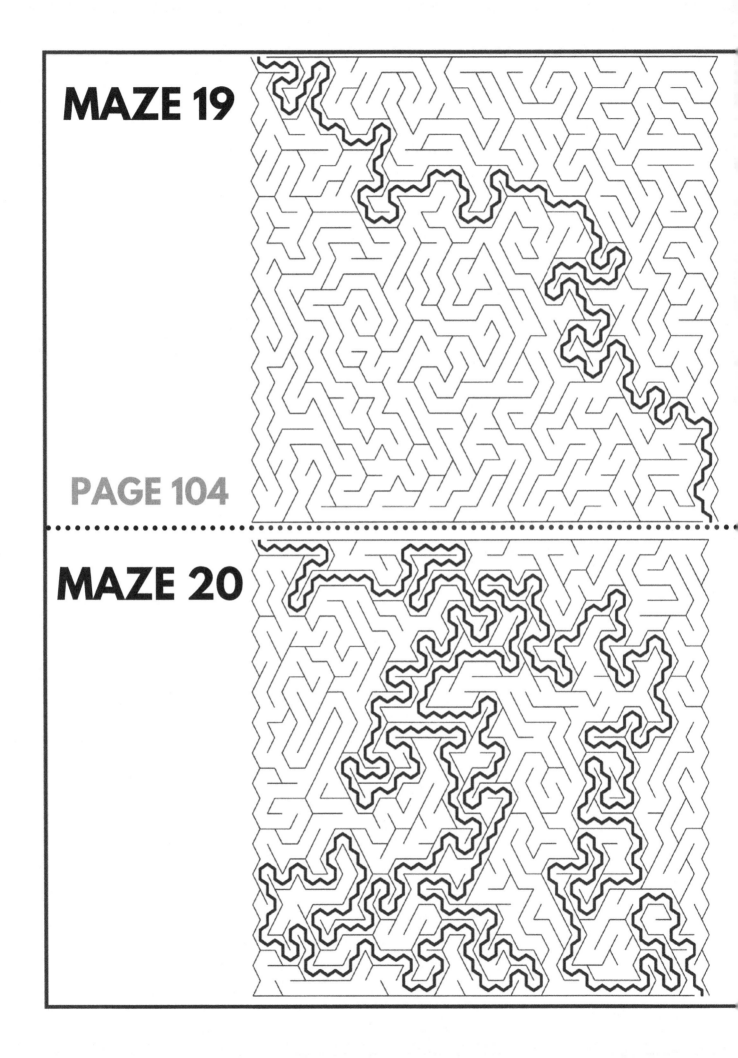

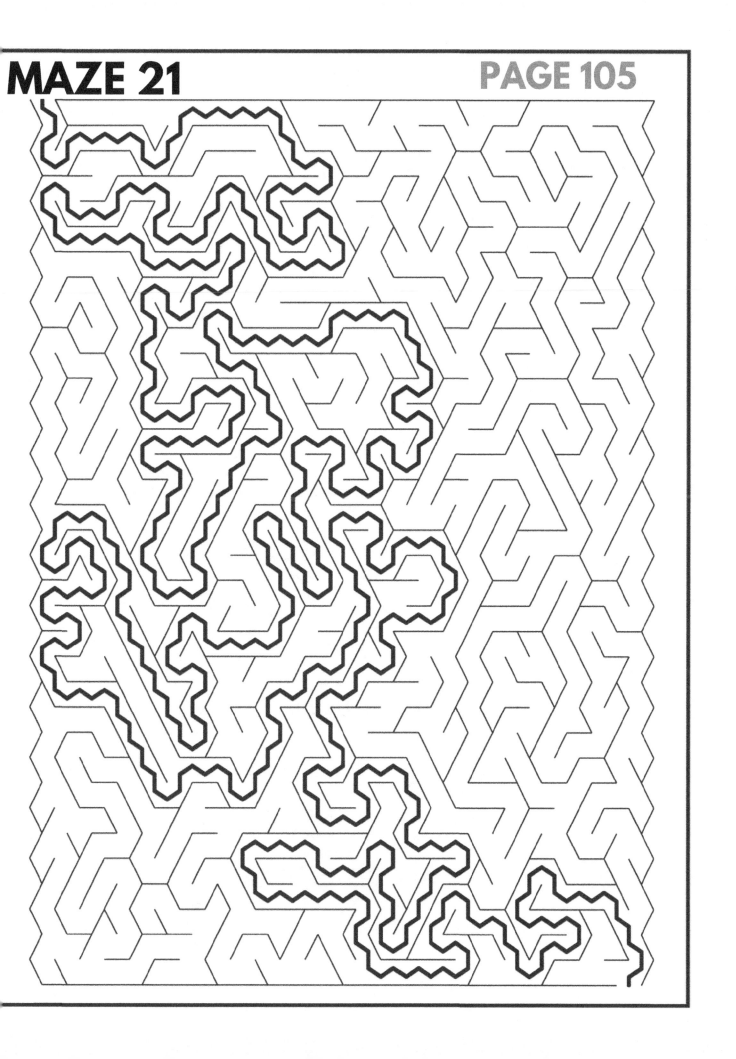

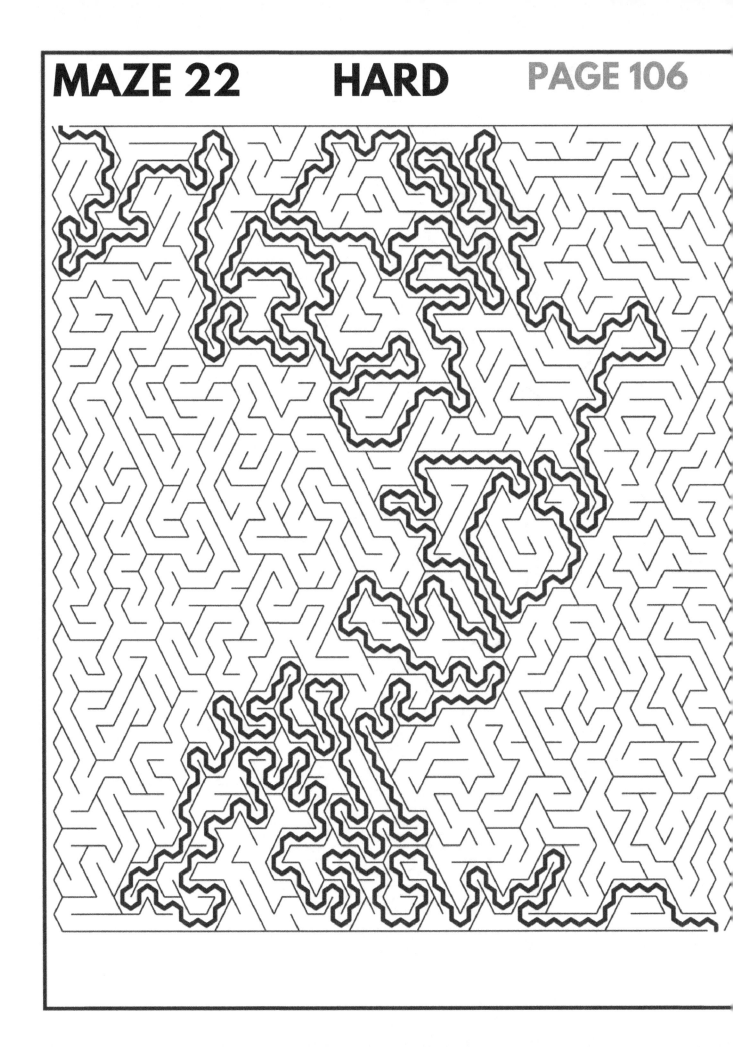

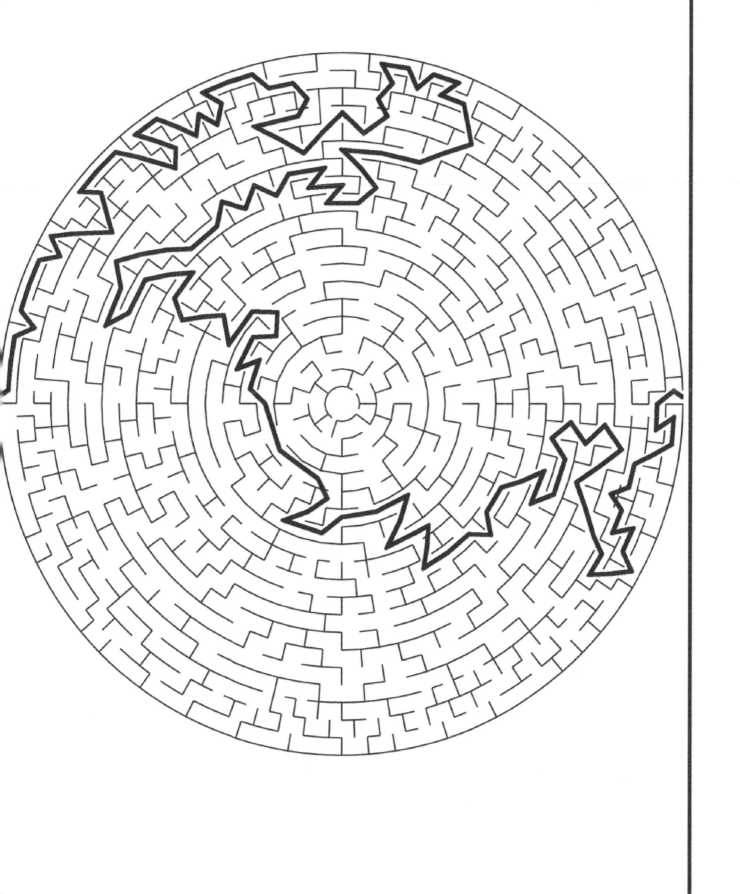

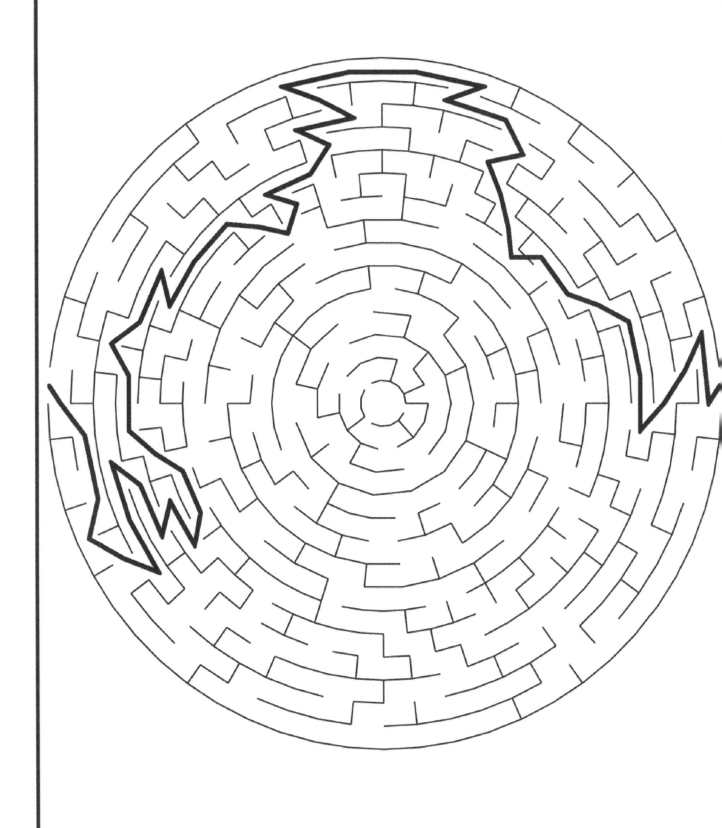

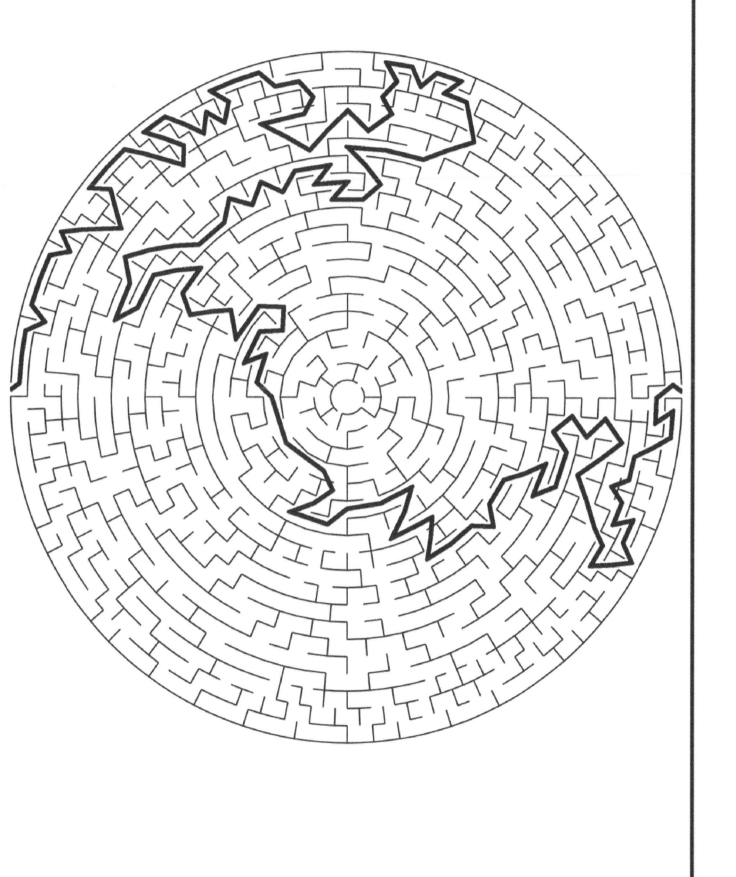

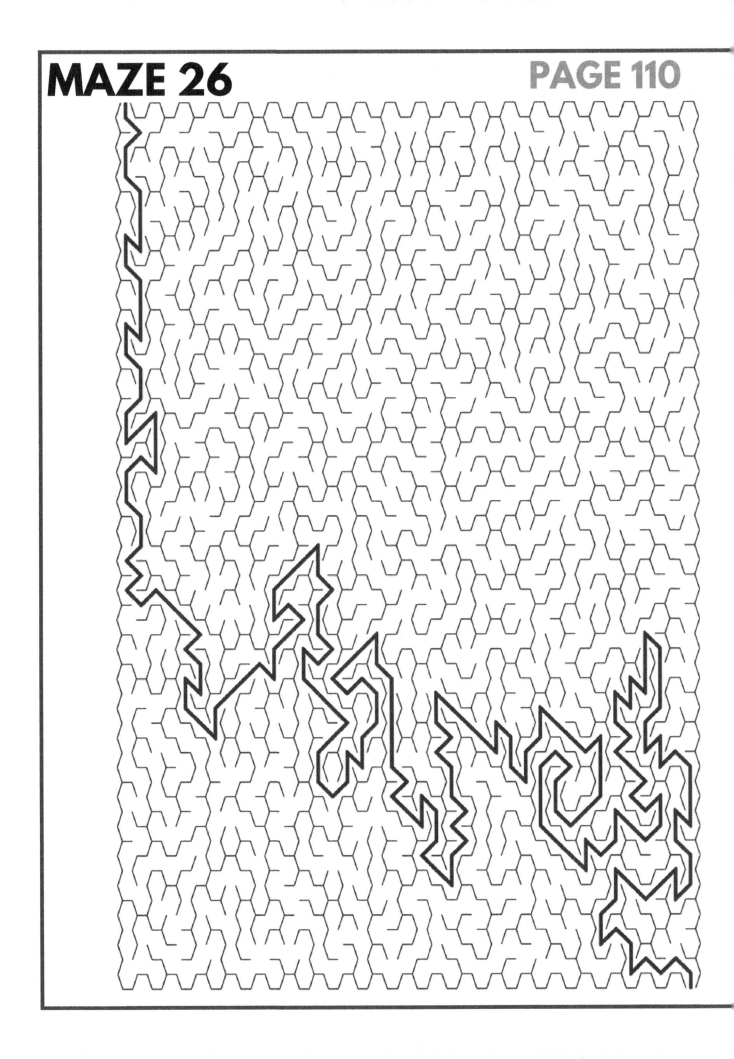

MAZE 27

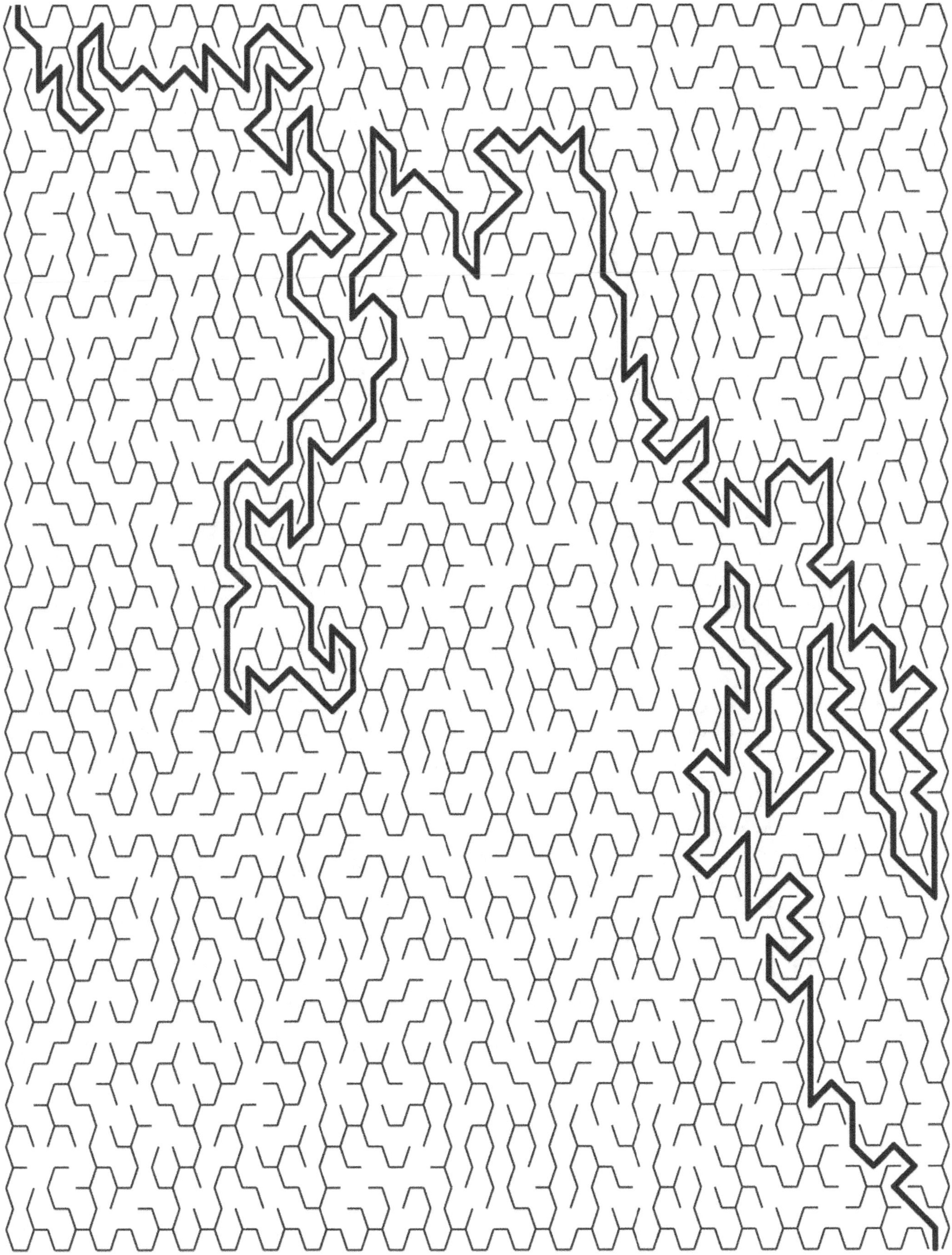

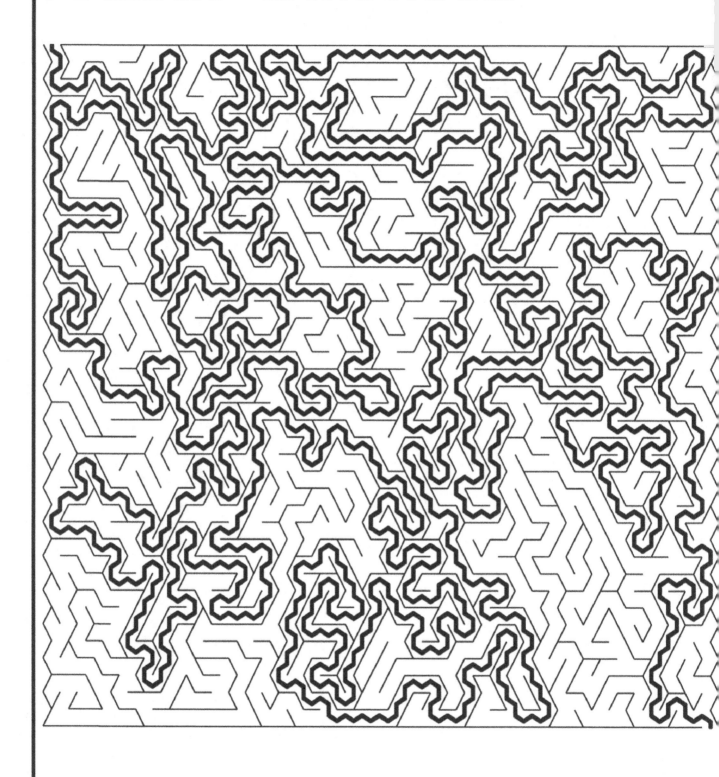

Made in the USA
Monee, IL
15 September 2022

14054116R00098